Ulrich Arndt

Spirulina, Chlorella, Afa-Algen

Ulrich Arndt

Spirulina, Chlorella, Afa-Algen

Power-Nahrung für Körper und Geist

HANS-NIETSCH-VERLAG

Die in diesem Buch vorgestellten Informationen sind sorgfältig recherchiert und werden nach bestem Wissen und Gewissen weitergegeben. Krankheiten und Krankheitssymptome sind hier genannt, um ein ganzheitliches Verständnis des Menschen zu ermöglichen. Keinesfalls soll der Besuch bei einem Arzt oder Heilpraktiker ersetzt werden. Daher übernehmen Autor und Verlag keine Haftung für Ansprüche, die im Zusammenhang mit der Anwendung oder Verwertung der Angaben in diesem Buch geltend gemacht werden.

Titelgestaltung: Rosi Weiss
Satz: Rosi Weiss und Hans-Jürgen Maurer
Lektorat: Martina Klose
Korrektorat: Thomas Menzel

Hans-Nietsch-Verlag
Postfach 228
79002 Freiburg
Internet: www.nietsch.de
E-Mail: info@nietsch.de

Inhalt

I • Mikroalgen – Power-Nahrung und Heilmittel zugleich

Schon der berühmte griechische Arzt Hippokrates wusste vor über 2000 Jahren um die vitale Kraft von Wasser und Sonne, und um die Heilkräfte hochwertiger Nahrungsmittel. Von ihm stammt der Ausspruch: „Eure Nahrungsmittel sollen eure Heilmittel sein und eure Heilmittel sollen eure Nahrungsmittel sein." Er wusste auch, dass „... alles Leben aus dem Meer" stammt, und in der Tat gelten flache Meeresbuchten und Seen mit hoher Konzentration an bestimmten Mineralien und Substanzen als Wiege allen Lebens. Heute, da unsere Gesundheit durch Umweltverschmutzung und minderwertige Nahrung aufgrund ausgelaugter Böden immer mehr beeinträchtigt wird, schenkt uns das Wasser aus eben solchen besonderen mineralhaltigen Seen ganz außergewöhnliche Nahrungsmittel, die voll von jenen uralten vitalen und heilsamen Kräften des Lebens sind: die drei Mikroalgen *Spirulina, Chlorella* und *Afa*.

Während Chlorella eine echte Süßwasseralge ist, werden Spirulina- und Afa-Algen zwar als „Mikroalgen" bezeichnet, gehören jedoch zu den so genannten *Cyanobakterien*, was so viel heißt wie „bläuliche Bakterien" (*cyan* ist Griechisch und bedeutet „blau"). Diese besitzen im Gegensatz zu Chlorella keinen Zellkern und keine Zellorganellen („Zellorgane"). Die drei Mikroalgen sind keine Meeresalgen, sondern wachsen in speziellen Seen oder werden heute in großen Bassins gezüchtet. Ihnen gemein ist ihr besonders hoher Gehalt an Sonnenkraft und die enorme Fülle an Vitalstoffen, wie ihn heute kaum noch eine Nahrungspflanze bieten kann – sie sind wirkliche „Lebens-Mittel" von hohem Nährwert und großer Heilkraft zugleich.

„Muttermilch der Erde“ werden sie wegen ihres ungewöhnlich hohen Gehalts an der sehr seltenen Gamma-Linolensäure, die ein wichtiger Bestandteil der Muttermilch ist, auch genannt. Wie die Muttermilch dem Säugling alle für sein Wachstum nötigen Vitalstoffe zur Verfügung stellt, so erhält der Erwachsene schon aus wenigen Gramm Mikroalgen all jene Stoffe, die er benötigt.

Die Spirulina-Alge erhielt außerdem aufgrund ihres außergewöhnlich hohen Eiweißanteils von 60–65 Prozent (dreimal mehr als in Fleisch und fast doppelt so viel wie in der bekannten „Eiweißpflanze“ Soja enthalten ist) zusätzlich noch den Beinamen „grünes Fleisch“ – Chlorella und Afa enthalten ähnlich viele Proteine. Übrigens kann unser Organismus nicht erhitzte und damit nicht denaturierte Eiweiße sehr viel besser aufnehmen und nutzen als solche aus erhitzten Milchprodukten oder gebratenem, gegrilltem und gedünstetem Fleisch und benötigt daher von den „rohen“ Pflanzenproteinen nur ein Drittel der sonst üblichen Menge, um seinen Tagesbedarf zu decken.

Neben den hochwertigen Eiweißen liefern uns Spirulina, Afa und Chlorella ein natürliches Konzentrat an lebenswichtigen Mineralien, Spurenelementen, Vitaminen, Enzymen und anderen Vitalstoffen und sind ein besonders wertvoller Träger von Lichtenergie, so genannten „Biophotonen“.

Nach wissenschaftlichen Studien genügen schon 4–10 Gramm (1–3 Teelöffel) als Nahrungsergänzung zur täglichen Kost, um eine deutliche allgemeine Vitalisierung, eine Verbesserung der Gehirnfunktionen und vielfältige, teilweise höchst spektakuläre Heilwirkungen zu erreichen:

- Entgiftung z.B. von Schwermetallen wie Quecksilber (bekannt als Bestandteil von Zahnfüllungen aus Amalgam) und chlorierten Kohlenwasserstoffen (CKW), die in Pestiziden und Insektiziden enthalten sind;
- antivirale Wirkung u.a. bei Herpes und Grippe, aber auch bei Masern, Mumps und sogar Aids;

- Krebsvorbeugung und sogar tumorhemmende Wirkung insbesondere bei Leberkrebs und generell bei Metastasenbildung;
- Stärkung des Immunsystems;
- allgemeine Stimulation der körpereigenen Selbstheilungskräfte;
- Verbesserung des Stoffwechsels;
- Verbesserung der Darmflora;
- Stimulierung der Blutbildung;
- Senkung des Cholesterinspiegels;
- Gewichtsreduktion bei Übergewicht und
- Schutz vor den Folgen radioaktiver Strahlung (bis zu einem gewissen Grad) und Zellgiften wie den so genannten „freien Radikalen".

Dabei sind die Mikroalgen kein Medikament im medizinischen Sinne; sie sind nicht mehr und nicht weniger als ein besonderes hochwertiges Lebensmittel, das die berühmte, 2000 Jahre alte Forderung des griechischen Arztes und Begründers der modernen Medizin Hippokrates nach der Heilkraft unserer Nahrungsmittel erfüllt. Als hochwertige Lebensmittel können die Mikroalgen auch nicht nur in Form von Tabletten eingenommen werden. Pulverisiert werden sie für schmackhafte Mixgetränke, Brotaufstriche oder als Zugabe zu den verschiedensten Speisen (siehe unter „Grüne Shakes und bunte Suppen", S. 74 ff.) verwendet und bereichern die tägliche Kost mit neuen Geschmacksvarianten und ungewöhnlicher Farbigkeit.

Warum die Mikroalgen solch spektakuläre Heilwirkungen entfalten können, versuchen Wissenschaftler seit 40 Jahren zu ergründen. Erst jetzt aber, dank neuester, zum Teil höchst spektakulärer Entdeckungen kamen Biologen, Mediziner und Biophysiker ihrer vitalen heilenden Urkraft auf die Spur. In ihrer heutigen Anwendung zeigt sich, dass die drei Algen jeweils in einem bestimmten Bereich ganz besondere Qualitäten haben:

- Die Spirulina-Alge ist Spezialist für die körperliche Vitalisierung.
- Die Afa-Alge ist Fitmacher fürs Gehirn.
- Die Chlorella-Alge ist Entgiftungsexperte.

Lichtvoller Quell der Vitalität

Niemand wird glauben, dass der Mensch oder seine Zellen in irgendeiner Weise mit einer Alge vergleichbar seien und doch ist es so: Der Mensch ist im Grunde eine Art Meer; die Zellen in seinem Körper sind keineswegs fest miteinander verbunden, sie schwimmen vielmehr einzeln wie Inseln im „Meer" der Gewebsflüssigkeit (extrazelluläre Gewebsflüssigkeit), die in ihrer Zusammensetzung tatsächlich der des Meeres ähnelt. Das gilt für alle Zellen, egal ob es sich um eine Zelle in einem Organ, im Muskel, Bindegewebe oder im Blut handelt. Nur eine dünne Schicht fest miteinander verbundener Epithelzellen (die Haut) bildet die nötige Begrenzung, damit der Mensch nicht „aus der Form gerät".

Erst im Laufe der letzten 30 Jahre wurde die Bedeutung des „inneren Meeres" für die Gesundheit erforscht. Die seitdem durch die Arbeiten renommierter Wissenschaftler wie Prof. Alfred Pischinger, Dr. Felix Perger, Prof. Werner Heinrich Hauss und Prof. Hartmut Heine gewonnenen Erkenntnisse wurden zur Basis einer wissenschaftlichen Alternativmedizin. Im Gegensatz zur heutigen Schulmedizin, die zur Heilung von Krankheiten allein auf die Vorgänge in den Zellen fixiert ist, versucht dieser neue medizinische Ansatz zuerst das Milieu der Zelle in Ordnung zu bringen – also gewissermaßen das „innere Meer" zu reinigen. Wie die Forscher erkannt haben, entscheidet der jeweilige Zustand der Gewebsflüssigkeit zwischen den Zellen, ob wir gesund oder krank sind, an welcher Befindlichkeitsstörung wir leiden und wie vital wir uns fühlen. Er ist ausschlaggebend dafür, ob die „Zell-Inseln", die in der Gewebsflüssigkeit schwimmen, genügend Nährstoffe erhalten (ob die intrazelluläre Flüssigkeit – die Flüssigkeit innerhalb der einzelnen Zellen – ein geeignetes Milieu darstellt) oder ob Verschmutzungen den Fluss in diesem „Meer" behindern und mit Giften und Abfällen verstopfen. Je nachdem, wo der Ort der „Verschmutzung" liegt, kann das Ursache für unterschiedlichste Krankheiten sein.

Die einzelne Zelle im „inneren Meer" des Menschen ähnelt in dieser Hinsicht verblüffend einem höchst außergewöhnlichem Lebensmittel: der einzelligen mikroskopisch kleinen Spirulina, die sich zu kleinen spiraligen Zellfäden zusammenschließen kann und im „Meer" sehr seltener Soda-Seen (siehe S. 22) zu Hause ist, oder den Afa-Algen und Chlorella aus besonderen Seen. So, wie Algen generell Wasser und Luft der Erde zu reinigen vermögen, gelingt es den Mikroalgen als tägliche Nahrungsergänzung auf verblüffende Weise das „innere Meer" des Menschen zu säubern, das wiederum die wichtigsten Grundfunktionen des menschlichen Lebens reguliert: den Säure-Basen-Haushalt (bekannt durch die gefährliche „Übersäuerung"), den Sauerstoff- und Wärmehaushalt, den Elektrolyt- und natürlich auch den Wasserhaushalt.

Dieses „Urmeer" im Menschen, die extrazelluläre Flüssigkeit also, ist auch Quell bzw. Bestimmungsort aller „Flüsse" im Körper des Menschen. Sowohl die Blut- und Lymphgefäße als auch die Nerven und Akupunktur-Meridiane (jene Leitbahnen „feinerer" Energien, die seit Jahrtausenden in der chinesischen Medizin genutzt werden) münden hier bzw. haben hier ihren Ursprung.

Kein Wunder also, dass die Mikroalgen durch ihre große reinigende Kraft bemerkenswerte Heilerfolge erzielen können.

Es gibt viele alternative und naturheilkundliche Therapien, deren positiver Einfluss auf die Gesundheit heute ebenfalls über eine vergleichbare reinigende Wirkung auf die Flüssigkeit in und um unsere Zellen erklärt wird. Dazu gehören traditionelle kneippsche Wasserkuren und das Heilfasten ebenso wie die den Schulmedizinern oft noch suspekt erscheinenden Methoden der Bioresonanz-Therapie und der Akupunktur. Freilich geschieht eine solche tiefe innere Reinigung nicht von heute auf morgen. Immerhin umfasst unser „inneres Meer" (das von Medizinern mit den darin schwimmenden Zellen als „Grundsubstanz" oder „Matrix" bezeichnet wird) etwa 10–18 Liter Gewebsflüssigkeit. Insgesamt besteht der erwachsene Mensch zu 60–75 Prozent (je nach Alter und Gesundheitszustand) aus nichts anderem als Wasser; Neugeborene sogar zu rund 90 Prozent. Gifte und Stoffwechselprodukte, welche sich über Jahrzehnte hinweg im Körper abgelagert haben, können nur mühsam wieder gelöst und aus dem Körper transportiert werden. Erste Erfolge werden jedoch, wie wissenschaftliche Studien belegen, bereits nach vier bis sechs Wochen regelmäßiger Einnahme von Spirulina, Afa oder Chlorella deutlich spürbar.

Die tief greifenden Wirkungen der Mikroalgen beruhen außerdem darauf, dass sie mehr sind als ein großer Besen oder Filter für unser „inneres Meer". Sie helfen zugleich unsere „Zell-Inseln" zu erneuern und die „Gezeiten" und Rhythmen des „menschlichen Meeres" zu harmonisieren. Dabei regenerieren sie den menschlichen Organismus, bauen ihn auf und vitalisieren ihn nachhaltig – eine höchst erstaunliche Wirkung für „ein paar Gramm Algen". Biochemiker machen für die unterschiedlichen Heilwirkungen den hohen Gehalt an verschiedenen lebensnotwendigen Stoffen verantwortlich. Nach wissenschaftlichen Untersuchungen sind Spirulina-, Chlorella- und Afa-Algen ein natürliches Vitalkonzentrat, das in dieser Fülle und Vielseitigkeit einzigartig ist. Sie sind reich an:

- Eiweiß, darunter alle essenziellen (lebensnotwendigen) Aminosäuren;
- Vitalstoffen wie Enzymen, Vitaminen und Spurenelementen (Zink, Selen und Eisen);

- Antioxidanzien (das sind Stoffe, die die Entstehung von freien Radikalen verhindern bzw. diese unschädlich machen können);
- essenziellen Fettsäuren wie Linolsäure und die sehr selten vorkommenden Alpha- und Gamma-Linolensäure;
- wertvollen sekundären Pflanzenstoffen, das sind vor allem Pigmente wie Chlorophyll, das dem roten Blutfarbstoff verwandte Blattgrün; das Immunsystem stärkende Phycocyanine und krebshemmende Carotinoide, dazu gehört auch das bekannte Beta-Carotin.

Gerade bei der heute weit verbreiteten modernen Form der Fehl- und Mangelernährung – durch Fastfood, industriell stark bearbeitete Nahrungsmittel wie Weißmehl, Zucker und Fertigspeisen sowie minderwertige, verkochte Kantinen- und Restaurantspeisen – und bei der allgemeinen Umweltverschmutzung und Auslaugung unserer landwirtschaftlichen Böden sind Mikroalgen eine unschätzbare Nahrungsergänzung. Ihre volle heilende Wirkung entfalten sie dann am schnellsten, wenn auch die übrige Ernährung eine hohe lebendige Qualität besitzt: Dazu sollten frisches Gemüse, Salate, reifes Obst, Keimlinge und Sprossen sowie frische Gewürzkräuter (möglichst aus biologischem Anbau und sonnengereift) etwa 70 Prozent der täglichen Kost ausmachen (siehe die Empfehlungen unter „Powerkost für jeden Tag“ S. 70 ff.).

Nun konnte nicht nur eine positive biochemisch-stoffliche Wirkung der ungewöhnlichen Algen auf den Menschen bewiesen werden, sondern auch eine bioenergetische, feinstoffliche Harmonisierung und Vitalisierung durch das „Algenlicht“. Dieses wurde in Forschungen entdeckt, die vielleicht noch spektakulärer sind als die zum „inneren Meer“ des Menschen:

Mithilfe von elektrofotografischen Aufnahmen nach dem von Dr. Dieter Knapp entwickelten „Colorplate-Verfahren“ (eine weiterentwickelte und wissenschaftlich standardisierte Form der bekannten Kirlian-Fotografie) wurde sichtbar gemacht, dass menschliches Blut unmittelbar auf den Kontakt mit Spirulina reagiert. Die Abstrahlung von Energie und damit die Vitalität erhöht sich sofort – je nach Herkunft der Algen allerdings in unterschiedlichem Ausmaß. Den Grund für diesen erstaunlichen positiven Einfluss auf Blut und Lebenskraft vermuten Fachleute in einer besonderen energetischen Eigenschaft der Mikroalge: in ihrer hohen Speicherfähigkeit für Licht, für so genannte „Biophotonen". Messungen des bekannten Biophotonen-Forschers Dr. Fritz-Albert Popp ergaben nämlich, dass die Mikroalge Spirulina außergewöhnlich viel „Biolicht" abstrahlt – das sind jene Lichtteilchen, durch die auch menschliche Zellen untereinander Informationen austauschen. Ihr kommt darin nur die Afa-Alge gleich.

Diese Entdeckung des „inneren Lichts" hat das Bild vom menschlichen Organismus entscheidend verändert: Er wird nicht mehr rein als „biochemische Küche" betrachtet, vielmehr als komplexes System sich vielfältig überlagernder und regulierender Rhythmen und Schwingungen angesehen. So haben Wissenschaftler entdeckt, dass das Licht der Biophotonen der eigentliche „Regisseur" unseres gesamten Stoffwechsels ist. In jeder einzelnen Zelle laufen etwa 30 000 – 100 000 chemische Reaktionen pro Sekunde ab. Eine biochemische Steuerung, wie sie die Schulmedizin noch immer vermutet, ist viel zu langsam, um im gesamten Körper eine derartige Menge an Prozessen in der nötigen Geschwindigkeit zu koordinieren; allein die Photonen des Lichts sind dazu in der Lage. Dabei dienen die DNS (der stoffliche Träger der Erbinformation in der Zelle) und andere spiralförmige Makromoleküle wie Hormone, Hämoglobin (der rote Blutfarbstoff) und Enzyme sowie bestimmte Eiweiße als Sender, Speicher und Empfänger dieses „inneren Lichts".

Ob eine Zelle gesund, krank oder sogar schon tot ist, kann mithilfe der Biophotonen-Messungen von Dr. Popp daran ersehen werden, wie gut sie Licht empfangen, speichern und abgeben kann. Eine Verarmung an Photonen in der Zelle führt zu einer Verlangsamung des Stoffwechsels, womit sofort eine nachlassende Vitalität und eine Schwächung des Immunsystems einhergehen. Neben den Photonen, die der Organismus über Augen und Haut aufnimmt, ist unsere Nahrung die Hauptquelle für Licht.

Nach Messungen von Dr. Popp können nun Mikroalgen wie Spirulina und Afa besonders große Mengen von Lichtenergie an den Menschen abgeben. In Tablettenform strahlen beide Mikroalgen etwa die drei- bis vierfache Menge an Biophotonen ab wie beispielsweise das als besonders „energiereich" und heilkräftig bekannte Gerstengras. Dabei ist anzumerken, dass die Biophotonen-Menge je nach Herkunft und Art des Algenprodukts schwankt; zumindest in bisherigen Vergleichsmessungen konnten Spirulina mit höherem Gehalt an Zink, rein pflanzlich gedüngte Bio-Spirulina und wild wachsende Afa-Algen die meisten Biophotonen abgeben. Im Vergleich zu Weizengras-Tabletten, die wie Gerstengras-Produkte ebenfalls für eine immense positive Wirkung auf die Gesundheit bekannt sind, schnitt die Biophotonen-Abstrahlung der hochwertigen Mikroalgen gar um das Zwölffache besser ab. Derart hohe Biolicht-Mengen sind nach Dr. Popp ein Kennzeichen von hoher Qualität des jeweiligen Lebensmittels. Seinen weltweit anerkannten Grundlagenforschungen zufolge benötigt der Mensch nicht nur die Kalorien aus der Nahrung, sondern in erster Linie ihre „Lichtinformationen".

Dr. Popp ist der Ansicht, dass dabei nicht allein die Menge des Lichts in der Nahrung entscheidet, zusätzlich muss außerdem ein großes Wellenspektrum darin enthalten sein; die verschiedenen „Farbwellen" stellen eine Art von Information für den Organismus dar. Wie der Biophotonen-Forscher herausfand, übertragen Nahrungsmittel „fehlende Schwingungen" auf den Organismus, die dieser für die Regulation benötigt und nutzt. Dr.Popp vertritt die Meinung, dass sie darin den Heilmitteln gleichen und Nahrung daher sozusagen ein Geigenbogen ist, der den schwingenden Organismus wie eine Saite einer Geige anzuregen vermag.

Dass Mikroalgen eine derart harmonische Energetisierung bewirken können, liegt vor allem an ihrem extrem hohen Gehalt an Pigmenten, die das Licht einfangen. Beispielhaft wird das an Spirulina deutlich, die das gesamte Spektrum des Lichts zu nutzen vermag. Sie enthält nicht nur verschiedene Chlorophylle, mit denen alle Pflanzen vor allem Licht des violettblauen und des orangeroten Spektrums zur Photosynthese nutzen. Sie besitzt zudem verschiedene Carotinoide, die vor allem blaues und grünes Licht aufnehmen können, sowie das nur in Blau- und Rotalgen vorkommende Farbpigment Phycocyanin, das auch Licht im grünen und gelben Farbspektrum einfangen kann.

Somit beruht die erstaunlich positive Wirkung der Mikroalgen auf den Menschen im Vergleich zu Landpflanzen wohl u.a. darauf, dass nur sie unserem Organismus das gesamte Lichtspektrum anbieten und ihn so vollständiger zum „Mitschwingen" anregen können – wie der Biophotonen-Forscher Dr. Fritz-Albert Popp es formulierte. Es scheint die besondere Harmonie des gesamten Lichtspektrums zu sein, die auch das „innere Licht" des Menschen ausgleichen und harmonisieren kann. Mit dieser „harmonischen Resonanz" hat es eine besondere Bewandtnis denn gemeinsam mit dem „inneren Meer" im Körper des Menschen wurde eine weitere höchst erstaunliche Tatsache entdeckt: Von Zeit zu Zeit ist ein Teil des „Meeres" ein komplexer flüssiger, schwingender Kristall – man könnte ihn mit dem Sender von Funkuhren vergleichen. Er sendet Signale aus, welche die Uhren empfangen und diese stellen sich danach ein. Auf die gleiche Weise nehmen Sonne und Mond Einfluss auf die Zellen bzw. auf deren Biophotonen. Wie das geschieht, kann nach jüngsten Forschungen zur Bioenergie des Menschen zumindest in Grundzügen erklärt werden:

Die Gewebsflüssigkeit in unserem Körperinneren wird u.a. durch die Frequenzen des Biophotonen-Lichts in „Wellen", also in Schwingung versetzt. In dieser Flüssigkeit befinden sich unzählige Mineralien, Enzyme und andere Substanzen und natürlich die verschiedenen Zellen. Alle haben eine ganz bestimmte, für sie typische „Eigenfrequenz", die sie zum Mitschwingen anregt – man könnte dabei an die unterschiedlichen Sendefrequenzen von Radiostationen denken. Makromoleküle wie Enzyme und Hormone, aber auch Coenzyme, Vitamine und Mineralien (in Form von Ionen) sind in der Lage, Hüllen aus Wasseratomen um sich herum zu sammeln. So wird das sie umgebende Wasser zu einem winzigen schwingenden Flüssigkristall geordnet, der sich (je nach Energiemenge) immer wieder umformen kann. So „kristallisiert" bzw. „verflüssigt" sich das „innere Meer" des Menschen immer wieder – je nachdem, welche Schwingungsfrequenz es gerade durchflutet. Diese Fähigkeit, auf Umweltreize reagieren und zwischen „kristallin" und „flüssig" wechseln zu können, ist nach den Forschungen von Prof. Pischinger und Prof. Heine ein entscheidendes Kriterium für Vitalität und Gesundheit überhaupt. Eben diese Dynamik kann offenbar durch die „Signale der Biophotonen" von Spirulina, Chlorella und Afa und deren „lichtvolle" Inhaltsstoffe unterstützt und wiederhergestellt werden – und das führt zu „Heilung", wie die Mediziner es nennen würden.

Während die Medizin mit ihren Schwingungs- und Lichttherapien wie Bioresonanz- und Magnetfeldtherapie gleichsam erst dabei ist zu erlernen, wie man die Instrumente spielt, weiß die Natur bereits seit Äonen große Orchester zu dirigieren. Wie Wissenschaftler erkannt haben, gibt es unzählige verschiedene, vielfach noch unerforschte Schwingungs- und Resonanzsysteme im menschlichen Organismus – von der mikroskopischen Ebene der Enzyme und der DNS bis hin zu großen Zellstrukturen. So befindet sich z.B. jeder Muskel des Körpers in einem für uns gewöhnlich nicht wahrnehmbaren Zustand ständiger minimaler Bewegung; das Lymphsystem hat einen eigenen Rhythmus und das Kraniosacralsystem, das von Gehirn- und Rückenmarksflüssigkeit gebildet wird, ebenfalls. Das Gehirn schwingt in ganz bestimmten Frequenzbereichen, was beim EEG gemessen wird, und die Herzschwingung wird durch das bekannte EKG sichtbar gemacht. Jede einzelne Zellmembran hat eine ganz bestimmte Eigenfrequenz, ebenso wie jede Zelle, jeder Zellverband und jedes Organ. Manche „Sender“ und ihre Schwingung können sogar mit den Händen gefühlt oder gar gehört werden: Der bekannte französische Forscher und Therapeut Alfred Tomatis und nach ihm andere Wissenschaftler machten diese erstaunliche Entdeckung, als sie winzige Mikrofone ins Innenohr einsetzten. Verblüfft stellten sie fest, dass das menschliche Ohr einen ständigen Summton mit einer Reihe zugehöriger harmonischer Obertöne aussendet. Bei den sich immer mehr verbreitenden krankhaften Tinnitus-Ohrgeräuschen kommt diese körpereigene „Radiosendung“ aus dem Gleichgewicht und kann manchmal sogar so laut werden, dass sie von anderen Menschen in 20–30 Zentimetern Entfernung vom Ohr gehört wird.

Feste „Schwingkristalle“ im Menschen sind die verschiedenen Knochen und die Zähne. So unterscheidet sich etwa die Eigenfrequenz eines von Arthrose befallenen Knochens deutlich von der eines gesunden. Der Einsatz von pulsierenden Magnetfeldern zur Knochenheilung ist heute bereits schulmedizinischer Standard. Auf mikroskopischer Schwingungsebene wiederum gelang es Wissenschaftlern mithilfe einer einzigen Frequenz (136 Hertz) die Aufnahme von Kalzium in die Zelle zu beeinflussen, d.h., die Durchlässigkeit der Zellmembran für dieses Element konnte gezielt verändert werden.

Der Mensch als komplexes Schwingungssystem kann nun durch die unterschiedlichsten Ursachen aus dem Rhythmus kommen – etwa durch künstliche Umwelteinflüsse und Umweltgifte, unzuträgliche Lebensgewohnheiten und schlechte Ernährung. Die Mikroalgen als Nahrungsergänzung sind offenbar in der Lage, tagtäglich auf mehreren Ebenen dieses komplexen Systems immer wieder zu einer neuen „Feinabstimmung“ und

Harmonisierung anzuregen – auf der durchaus messbaren Ebene der Zellerneuerung ebenso wie auf der sehr subtilen Ebene der Biophotonen.

Verwandte aus dem Meer

Etwa 75 Prozent des natürlichen jährlichen Pflanzenwachstum der Erde entfallen auf Meerespflanzen. Es gibt hunderte verschiedener Arten von Meeresalgen: solche, die frei im Wasser schweben, und andere, die in bis zu 30 Meter tiefem Wasser wurzeln können und dichte Unterwasserwälder bilden. Je nach Farbe werden sie zusammenfassend als Braun-, Grün- oder Rotalgen bezeichnet. Die Unterschiede zwischen ihnen und Spirulina und Afa-Algen sind biologisch gesehen immens. Andererseits enthalten auch sie viele vergleichbare Inhaltsstoffe. Spurenelemente sind mitunter mehr als in den Mikroalgen einschließlich Chlorella vorhanden – insbesondere natürlich Jod, das für die Produktion der Schilddrüsenhormone benötigt wird, wovon teilweise jedoch eine viel zu hohe Konzentration vorliegt. Außerdem sind verschiedene Aminosäure nachweisbar, insgesamt jedoch deutlich weniger als in Spirulina, Afa-Algen und Chlorella; oftmals fehlt die essenzielle Amionosäure Phenylalanin; Vitamine und verschiedene Pigmente finden sich in den Meeresalgen in sehr unterschiedlichen Konzentrationen. Meeresalgen können einen sehr hohen Gehalt an Vitamin C aufweisen (Nori-Algen beinhalten z.B. anderthalbmal mehr Vitamin C als Orangen) und sie enthalten zudem durchschnittlich doppelt so viel Kalzium wie Spirulina – und etwa zehnmal so viel wie Kuh-Vollmilch. In manchen findet sich auch mehr Eisen als in den Mirkoalgen, in „Spezialisten“ wie Kombu und Dulse findet man um die Hälfte mehr, in anderen, wie den Nori-Algen, jedoch nur ein Viertel mehr als in Spirulina. Weil der Anteil an Inhaltsstoffen bei den verschiedenen Meeresalgen aber stark variiert, können die Meeresalgen pauschal nur schwer mit den drei Mirkoalgen verglichen werden. Mittlerweile werden zahlreiche verschiedene Meeresalgen-Kapseln und -Ampullen hergestellt, in denen meist mehrere Algensorten (und mitunter zusätzlich noch verschiedene Heilpflanzen wie Borretsch und Löwenzahn) enthalten sind. Auf diese Weise wird eine bessere Ausgewogenheit der Inhaltsstoffe oder eine gezielte Wirkung, z.B. zur Entschlackung, erreicht.

Beim Genuss von Meeresalgen als Gemüsebeilage oder in Form von Kapseln als Nahrungsergänzung kann die Jodmenge je nach Algenart, Herkunft und Hersteller viel zu hoch sein. Der natürliche Jodgehalt schwankt zwischen 20 und 4200 Mikrogramm pro Gramm Trockengewicht. Verantwortungsbewusste Hersteller von Meeresalgen-Präparaten reduzieren daher den Jodgehalt in ihren Produkten erheblich und stellen ihn auf eine konstante Menge ein. Zudem wird empfohlen, die Verzehrmenge nur langsam zu steigern.

Zur gesundheitlichen Wirkung von Meeresalgen wurden vor allem in Japan zahlreiche Studien durchgeführt. Wissenschaftlich belegt ist, dass sie den Cholesterinspiegel senken, das Immunsystem anregen, entschlackend wirken und Schwermetalle ausscheiden helfen, die Verdauung regulieren, das Tumorwachstum hemmen (um 50 Prozent) und vor Schäden durch radioaktive Strahlung schützen (da sie die Ausscheidung radioaktiver Stoffe beschleunigen). Zudem konnte durch Algenextrakte bei Zellkulturen eine Wirkung gegen verschiedene Mikroorganismen wie Tuberkulose-Bakterien, Salmonellen und Candida-Pilze und gegen Virusinfektionen wie Mumps und Grippe erzielt werden.

Meeresalgen werden nicht nur seit Jahrhunderten als Nahrungsmittel bzw. Nahrungsergänzungsmittel sowie als Naturheilmittel verwendet, heute gibt es auch eine große Zahl verschiedenster Meeresalgen-Pflegeprodukte von Seife und Haarshampoo bis zu speziellen Haarkuren und Cremes gegen Zellulitis.

II • Spirulina – Wunderkuchen der Azteken

Vor rund 500 Jahren beobachteten die spanischen Eroberer Mittelamerikas, wie die Azteken feine Netze auf einem See auslegten und damit einen grünen Brei von der Wasseroberfläche abschöpften; dieser wurde in der Sonne getrocknet und zu Fladen verarbeitet. Dem merkwürdigen blaugrünen „Wunderkuchen", *tecuitlatl* genannt, schrieben die Einheimischen geheimnisvolle, stärkende Wirkungen zu. Trotz des hohen Ansehens, das Spirulina damals genoss – aus nichts anderem bestand nämlich der grüne Wunderkuchen –, geriet die „Algen-Fischerei" in Mexiko für Jahrhunderte in Vergessenheit. Noch heute gedeiht im Texcocosee im Hochland Mexikos Spirulina; weltweit wiederentdeckt wurde die Mikroalge jedoch in Afrika: 1964 fiel dem belgischen Botaniker Jean Leonard auf den Eingeborenenmärkten im Tschad ein merkwürdiger blaugrüner Kuchen auf. Wie er hergestellt wurde, das konnte er am Tschadsee beobachten, wo Angehörige des Kanembu-Stammes mit Strohkörben einen blaugrünen Schaum von der Wasseroberfläche schöpften und diesen zu „Kuchen" trocknen ließen. Der von ihm veröffentlichte Bericht über den gedörrten „Algenschaum" führte zu ersten Forschungen über Spirulina in Frankreich und Japan. Dabei wurde u.a. erstmals der erstaunlich hohe Gehalt an hochwertigem Eiweiß (genauer an essenziellen, also lebenswichtigen Aminosäuren) festgestellt – es ist mehr darin enthalten als in allen anderen Nahrungsmitteln, jeweils bezogen auf das Trockengewicht.

Ziel der damaligen Bemühungen war es vor allem, mithilfe von Spirulina den Hunger in der „Dritten Welt" zu lindern. Spätere Forschungen zeigten allerdings, dass diese Mikroalge eine ideale Nahrungsergänzung für alle Menschen darstellt. Sowohl bei chronischer Mangelernährung als auch bei der heute weit verbreiteten „modernen" Fehlernährung können schon geringe regelmäßige Mengen zahllose heilende und harmonisierende Wirkungen entfalten. Aus diesem Grund wurde in mehreren Ländern Versuche unternommen, Spirulina in künstlichen Gewässern zu züchten.

Mit Sonne und Soda

Die Biologen kennen 35 verschiedene Spirulina-Arten. Spricht man heute von „Spirulina-Algen", ist jedoch in der Regel nur eine einzige gemeint: *Spirulina platensis* (sie wird auch unter dem Namen *Spirulina pacifica* vertrieben). So beziehen sich alle Forschungen und Untersuchungen von Heilwirkungen auf diese Sorte. Die Algenzellen haben nur 4–8 Tausendstel Millimeter Durchmesser und bilden Spiralen von 2–4 Hunderstel Millimetern Durchmesser, weshalb man von „Mikroalgen" spricht. Die verschiedenen blaugrünen Spirulina-Arten kommen fast überall auf der Erde vor: im Erdreich, in Seen und Meeren, vom Äquator bis hoch in den Norden. Für die Nutzung als Lebensmittel gedeihen sie jedoch in den Tropen am besten und dort speziell in alkalischen Soda-Seen bei einem basischen pH-Wert um 9–10 und bei einer Wassertemperatur von 30–45 Grad Celsius.

Natürliche „Spirulina-Seen" gibt es heute noch in Äthiopien, Kenia, Mexiko, Peru und im Tschad. Die meisten der heutigen Spirulina-Produkte stammen jedoch aus künstlichen „Seen" (es handelt sich um moderne „Farmen" mit mehreren großen Becken), wo sie ohne Pestizide, Fungizide oder ähnliche künstliche „Pflanzenschutzmittel" gezüchtet werden. Solche Algenplantagen gibt es mittlerweile in Chile, China, Indien, Japan, Kuba, Mexiko, Südafrika, Taiwan, Thailand und den USA (dort in Kalifornien und auf Hawaii). In großen Bassins wird aus Wasser, Soda (also Natriumkarbonat, das einfache kohlensaure Natrium) und verschiedenen Spurenelementen ein optimales Milieu für die winzigen Algen bereitet, so dass manche Hersteller mehr als eine Tonne Algen pro Tag und Hektar ernten können. Wie viel das wirklich ist, zeigt der Vergleich mit anderen Eiweiß-Lieferanten: Um die gleiche Menge Eiweiß zu erhalten, würde man beim Anbau von Sojabohnen eine 26-mal größere, bei Getreide eine 36-mal größere und bei der Rinderzucht sogar eine über 300-mal so große Anbaufläche benötigen. Außerdem ist der Wasserverbrauch pro Kilogramm Eiweiß weit geringer. Bei Spirulina sind es 2100 Liter, bei Sojabohnen 9000 Liter und bei Rindfleisch sogar rund 100 000 Liter. Die weltweit größten Spirulina-Hersteller in Kalifornien und auf Hawaii gewinnen zurzeit jährlich zwischen 500 und 700 Tonnen der blaugrünen Power-Nahrung – mit steigender Tendenz.

Der Gehalt an Eiweiß und anderen wertvollen Inhaltsstoffen von Spirulina (siehe unter „Sinfonie der Nährstoffe“, S. 26 ff.) bis hin zu der eingangs erwähnten besonders hohen Biophotonen-Energie variiert mit der jeweiligen Zusammensetzung des Wassers; sie ist das Geheimnis der Hersteller. Neben dem optimalen Wachstumsmilieu in den Becken benötigt die Mikroalge viel Sonne, weshalb die meisten Spirulina-Farmen in der Nähe des Äquators liegen. Die Sonnenenergie benötigt die Alge, um die zahlreichen verschiedenen Vitalstoffe aufzubauen; außerdem speichert sie die Energie direkt in Form von Biophotonen (siehe dazu unter „Lichtvoller Quell der Vitalität“, S. 10 ff.).

Ausgehend von wilder Spirulina aus den natürlichen Soda-Seen der Erde haben die Algen-Züchter jeweils verschiedene Spirulina-Stämme kultiviert oder, besser ausgedrückt, die Algen haben sich dem jeweiligen Zuchtmilieu angepasst. So kann Spirulina je nach Hersteller, Anbauort und Jahreszeit unterschiedliche Qualitäten aufweisen – wie das etwa auch bei Äpfeln gleicher Sorte aus verschiedenen Anbaugebieten und

Ländern der Fall ist. Auch durch die Art der als „Algenfutter“ verwendeten Mineralien (ob diese etwa aus Pflanzen gewonnen werden, tierischen oder mineralischen Ursprungs sind) und ihre unterschiedliche Mischung im Wasser wird die Qualität von Spirulina beeinflusst. Ebenso wirkt sich die Verarbeitungen auf die fertigen Produkte aus, so dass die Algen-Tabletten oder -Pulver sich zum Teil erheblich unterscheiden, was Farbe, Geschmack, Inhaltsstoffe und Biophotonen-Menge anbelangt.

Um die Algen zu ernten, wird das „grüne Wasser“ mehrfach gesiebt und der Brei, den man erhält, getrocknet. Letzteres geschieht in Form von Gefrier- oder Schnellspray-Trocknung, wodurch hitze- und luftempfindliche Vitalstoffe wie Enzyme, essenzielle Aminosäuren und Beta-Carotin weitgehend erhalten bleiben. Die hohe Kunst liegt hier darin, die Temperatur um 40 Grad (oder besser noch etwas darunter) zu halten. Bei etwa 42 Grad beginnen viele Eiweiße und Vitalstoffe zu denaturieren, d.h., sie zersetzen sich und werden somit als Nährstoffe wertlos.

TIPP

Qualitativ besonders hochwertige Spirulina-Produkte erkennen Sie an der dunklen blaugrünen Farbe der Tabletten und des Pulvers. Hellgrüne Tabletten können größere Mengen an meist wertlosen oder sogar störenden Zusätzen enthalten wie Sojalezithin, Magnesiumstearat oder Silicea, die als Presshilfe verwendet wird.

Dem bloßem Auge fällt dieses faszinierende Kleinstlebewesen in der Natur erst auf, wenn sich die einzelligen Algen bereits zu tausenden größeren Ketten und Spiralen aneinander gereiht haben und eine völlig unscheinbare grüne „Suppe“ bilden. Unter dem Mikroskop betrachtet aber machen sie ihrem Namen alle Ehre: Seltsame blaugrüne Gebilde winden sich wie lange Sprungfedern vor dem Auge. In der Entwicklungsgeschichte des Lebens gelten diese Kleinstspiralen als die Ursund Muttersubstanz aller Pflanzen, als „Urahne“ des gesamten Pflanzenreiches also. Sie sind gewissermaßen die Erfinder der Photosynthese: mithilfe des Sonnenlichts verwandeln sie das Kohlendioxid der Luft zusammen mit Wasser in Mehrfachzucker (dazu gehört auch Stärke) und setzen dabei Sauerstoff frei. Genau auf diese Weise haben die Urahnen der heute lebenden Mikroalgen vor über drei Milliarden Jahren unsere Atmosphäre erschaffen, ohne die die meisten Lebewesen nicht existieren könnten.

Von den heute lebenden, rund 30 000 verschiedenen Algenarten ist die Familie der blaugrünen Mikroalge die ursprünglichste. Obwohl sie als pflanzliche Urform gilt, ist sie selbst noch gar keine „echte“ Pflanze, denn dazu fehlt ihr eine entscheidende Eigenschaft: Anders als alle anderen Gewächse (und Tiere) haben diese Mikroalgen in ihren Zellen *keinen* von einer Membran umhüllten Zellkern. Stattdessen liegen ihre Gene, die Erbsubstanz, inmitten des Zellplasmas. Dass haben sie gemeinsam mit einer anderen Gruppe von Mikroorganismen: mit bestimmten Bakterienarten, die wiederum als Urform tierischen Lebens gelten. In der Biologie werden die blaugrünen Mikroalgen daher als „Cyano*bakterien*“ bezeichnet. Kein Wunder also, dass sich Darmbakterien und Spirulina so gut „verstehen“, die Darmflora wird gewissermaßen durch die geheimnisvolle grüne Ursubstanz an ihre eigene ursprüngliche Aufgabe „erinnert": an die Leben spendende Zusammenarbeit mit dem menschlichen Organismus. Fäulnisbakterien hingegen, die das Lebendige zersetzen, werden durch die blaugrüne „Algen-Bakterie“ zurückgedrängt – und das trotz des hohen Eiweißgehalts, der bei anderen Nahrungsmitteln leicht zu einer unerwünschten Vermehrung der Fäulnisbakterien führt. Der amerikanische Ernährungsspezialist Robert Gray, bekannt durch seine Darmreinigungskur auf Pflanzenbasis, attestiert

Spirulina, dass ihr Eiweiß als einziges den Darm überhaupt nicht mit Ablagerungen belastet und somit die Darmflora nicht stört.

Sinfonie der Nährstoffe

Für die Raumfahrt wird seit Jahrzehnten nach einem Nahrungskonzentrat gesucht, das den Körper mit allen Nährstoffen und ausreichend Energie versorgt – lange Zeit vergeblich. Jetzt haben NASA und die sowjetische Raumfahrtbehörde Spirulina entdeckt und erproben, ob eine Algenzucht im Kleinstformat die Nahrungsgrundlage für Langzeitaufenthalte im All sein könnte. Und tatsächlich gibt es kaum ein Lebensmittel, das derart universell ist. Die blaugrünen Mikroalgen bieten dem Organismus nicht nur einzelne „Nährstoff-Akkorde", sondern gleich eine ganze „Sinfonie". Schon mit einer geringen täglichen Menge von 4 – 10 Gramm – je nach Körpergewicht, Art der übrigen Ernährung und je nachdem, ob Verdauungs- und Stoffwechselstörungen bestehen – erhält der Organismus eine wertvolle Nahrungsergänzung, die bestehende Mangelzustände durch Fehl- und Unterernährung ausgleichen und eventuelle Krankheiten lindern oder sogar heilen kann.

Hochwertiges Eiweiß

Unter den biochemischen Inhaltsstoffen fällt zurerst der besonders hohe Gehalt an Eiweiß, genauer an essenziellen, d.h. lebensnotwendigen *Aminosäuren* (das sind die kleinsten Bausteine der Eiweiße) auf, wie ihn sonst kein anderes Nahrungsmittel enthält. Allgemein gelten Fleisch, Fisch, Ei und Milchprodukte als Hauptlieferanten von Eiweiß bzw. Aminosäuren. Spirulina übertrifft diese jedoch um etwa das Dreifache, denn sie bestehen zu 60–65 Prozent aus Eiweiß. Dabei haben sie - anders als Fleisch und Milchprodukte – keine belastenden „Nebenwirkungen" auf Cholesterinspiegel und Säure-Basen-Haushalt des Körpers. Auch die als Eiweißpflanze bekannte Sojabohne erreicht Spirulina mit ihren 35–40 Prozent Eiweiß längst nicht.

Der Organismus benötigt Eiweiße, um Zellen aufzubauen und Hormone, Enzyme und Antikörper zu bilden. Die Bausteine hierfür sind die 20 Aminosäuren. Von diesen werden wiederum acht (bei Kindern zehn) als „essenzielle", also lebensnotwendige Aminosäuren bezeichnet. Das bedeutet, dass sie vom Körper nicht hergestellt werden können und daher regelmäßig mit der Nahrung aufgenommen werden müssen. Ob der Organismus Vorräte von ihnen anlegen kann, ist bis heute umstritten. Viele Ernährungswissenschaftler und Mediziner sind sich jedoch darin einig, dass ein Mangel fatale Folgen hat. Fehlen die essenziellen Aminosäuren über längere Zeit, wie das durch die heutige Fastfood-Fehlernährung häufig der Fall ist, greift der Organismus ihren Erkenntnissen nach zu einer Notlösung: Um Gehirn und Nerven funktionsfähig zu halten, beginnt er auf der Suche nach Aminosäuren sich selbst abzubauen – er greift das eigene Gewebe an. „Alterserscheinungen", die meist zuerst an Haut und Muskulatur bemerkt werden, sind die Folge.

In Spirulina sind alle acht der für den erwachsenen Menschen unentbehrlichen Aminosäuren in ausgewogenem Verhältnis enthalten – und die beiden für das kindliche Wachstum wichtigen Aminosäuren Arginin und Histidin ebenfalls. Ihre Anteile überwiegen sogar die der nicht essenziellen, d.h. entbehrlichen Aminosäuren, die vom Körper selbst hergestellt werden können. Da Spirulina-Algen keine festen Zellwände aus Zellulose besitzen, können die Eiweiße vom Körper außerdem besser aufgenommen und verwertet werden als solche aus pflanzlicher und tierischer Nahrung.

Im Vergleich zu anderen eiweißhaltigen Nahrungsmitteln fällt zudem der hohe Gehalt an *Glutaminsäure* (eine nicht essenzielle Aminosäure) auf , der (je nach Hersteller) bei 5 – 16,8 Gramm pro 100 Gramm liegt. Sie spielt eine wichtige Rolle als Energiequelle für das Gehirn und als Neurotransmitter, also als Überträgerstoff im Nervensystem.

Einzig schwefelhaltige Aminosäuren sind in Eiern mehr enthalten als in Spirulina. Im Vergleich zu Soja und Fleisch allerdings hat auch dabei die blaugrüne Mikroalge die Nase vorn.

Wichtig für die insgesamt positive Wirkung der Eiweiße in Spirulina ist jedoch nicht nur der hohe Anteil. Entscheidend ist, dass sie trotz der hohen Mengen nicht zur Übersäuerung, also zur Störung des Säure-Basen-Gleichgewichts im Körper führen. Im Gegenteil, und selbst für Biologen und Experten im Bereich „Ernährung“ überraschend, hat Spirulina hier sogar einen regulierenden und normalisierenden Einfluss. Allein diese Wirkungen des blaugrünen Nahrungsergänzungsmittels können bei vielen Menschen zu einer deutlichen Vitalisierung und sogar zur Heilung führen.

Neben der unter biochemischen Gesichtspunkten außergewöhnlich hohen Menge an hochwertigem Eiweiß ist für die besondere bioenergetische Wirkung auch das ausgewogene Verhältnis der Aminosäuren wichtig, da Eiweiße ebenfalls Träger, Empfänger und Sender der Biophotonen, des „inneren Lichts“ im Menschen, sein können. Bekannt sind etwa die Rezeptorproteine in Zellwänden, die eintreffende Nährstoffe, Hormone oder Ionen anhand ihrer elektromagnetischen Schwingung (auch Licht ist nichts anderes als elektromagnetische Schwingung in einem bestimmten Wellenlängenbereich!) erkennen und ihnen gewissermaßen „die Türe in die Zelle“ öffnen. Rezeptorproteine können die Lichtenergie außerdem auf Enzyme übertragen und diese dadurch aktivieren, also zur Arbeit anregen.

Chlorophyll und andere Pigmente

Die ungewöhnliche, kräftig blaugrüne Farbe von Spirulina entsteht durch die hohe Konzentration an Pigmenten. Zu nennen sind hier der grüne Blattfarbstoff *Chlorophyll*, das blaue Phycocyanin und die gelben, orangefarbenen und roten Carotinoide. Verglichen mit höher entwickelten Pflanzen enthält Spirulina etwa dreimal mehr Chlorophyll, das den Blättern ihre grüne Farbe verleiht und das Sonnenlicht zur Energiegewinnung, zur Photosynthese einfangen kann. Und das ist deutlich mehr, als in Weizen- und Gerstegras, den an Chlorophyll reichsten Landgewächsen, enthalten ist. Dass Spirulina so viel grünen Blattfarbstoff enthält, trägt dazu bei, dass die Mikroalge fähig ist, dem menschlichen Körper eine hohe Menge an Energie in Form von Biophotonen-Energie zur Verfügung zu stellen. Chlorophyll unterscheidet sich von Hämoglobin, dem roten Blutfarbstoff, nur insofern, als es ein Magnesiumatom statt eines Eisenatoms besitzt; deshalb wird es auch „grünes Blut“ genannt. Tatsächlich hat Spirulina durch das Chlorophyll (in Kombination mit dem ebenfalls enthaltenen Eisen) einen wissenschaftlich belegten positiven Einfluss auf die Blutbildung und durch die Biophotonen-Energie auch auf die Vitalität des Blutes. Chlorophyll fördert außerdem eine gesunde Darmflora und verdrängt schädliche Fäulnisbakterien.

Dazu trägt der zweite in der Mikroalge enthaltene Farbstoff, das blaue *Phycocyanin;* bei. Wissenschaftler vermuten, dass dieses Pigment weit älter als Chlorophyll und Hämoglobin ist. Da in ihm Magnesium, wie beim Blattgrün, *und* Eisen, wie beim Blutfarbstoff, zu finden sind, könne es sich um das „Urpigment“ des Lebens handeln – ähnlich wie Spirulina selbst als „Urpflanze“ angesehen wird.

Wie wissenschaftliche Studien vor allem in Japan ergaben, stimuliert Phycocyanin das Knochenmark und regt so die Bildung von roten und weißen Blutkörperchen an. Das Eisen, das hierfür gebraucht wird, kann der menschliche Organismus gut aus der Mikroalge aufnehmen. Spirulina ist deshalb auch bei Eisenmangel geeignet.

Der blaue Farbstoff stärkt außerdem das Immunsystem, indem er u.a. die Lymphozyten (die für die Abwehrreaktionen wichtigen weißen Blutkörperchen) aktiviert. Er unterstützt die normalen Zellfunktionen und hemmt zugleich krankhafte Entartungen wie Krebswucherungen. (Im Tierversuch konnte eine deutlich erhöhte Überlebensrate insbesondere bei Leberkrebs nachgewiesen werden.) In seinem Aufbau ist Phycocyanin mit dem menschlichen Gallepigment verwandt.

Eine dritte Gruppe von Farbstoffen sind die gelben, orangefarbenen und roten *Carotinoide* wie etwa das Beta-Carotin, eine Vorstufe des Vitamin A. Mehr als 15 verschiedene Carotinoide konnten in Spirulina nachgewiesen werden, wobei Beta-Carotin ungefähr 20 Prozent der gesamten Menge an Carotinoiden ausmacht. Auch hier beeindruckt der hohe Gehalt: Es sind etwa zehnmal mehr als in Karotten, bezogen auf das gleiche Trockengewicht.

Die Carotin-Pigmente liefern ebenfalls einen Beitrag zur Stärkung des Immunsystems und zeichnen sich durch Eigenschaften aus, die Krebs vorbeugen und bekämpfen können. Dabei ist die Gesamtwirkung der natürlichen Carotinoid-Mischung in Spirulina größer als die bereits in zahlreichen Studien bewiesene positive Wirkung des Beta-Carotins allein.

Die Farbpigmente wirken zugleich als Antioxidanzien, d.h., sie machen freie Radikale (das sind die Zelle schädigende Substanzen, die durch Umweltgifte und körpereigene Stoffwechselprodukte entstehen) unschädlich; so werden Schäden an Zellen und DNS, der Erbsubstanz, verringert. Inwieweit die Fähigkeit der drei Pigmentarten, gemeinsam das Licht des gesamten Farbspektrums einfangen zu können, bei all diesen Heilwirkungen eine Rolle spielt, wurde wissenschaftlich noch nicht bewiesen. Die verblüffenden Fähigkeiten solcher natürlichen Farbstoffe und ihre noch unerforschten Wirkungen werden jedoch am Beispiel der vermeintlich unscheinbaren menschlichen Hautpigmente deutlich: Das durch die Sonnenbräune bekannte Melanin ist in der Lage, die aufgenommene Lichtenergie als elektromagnetische Energie weiterzugeben. Wissenschaftler vermuten, dass auf diese Art Anpassungsreaktionen des Körpers auf die sommerliche Jahreszeit und die damit verbundene veränderte Umwelt gesteuert werden.

Fettsäuren und Lipide

Der menschliche Organismus benötigt außerdem aus der Nahrung bestimmte essenzielle – nämlich die mehrfach ungesättigten – Fettsäuren (Vitamin F), die er (wie die essenziellen Aminosäuren) nicht selbst herstellen kann. Hier ist zuerst die *Linolsäure* zu nennen. Sie ist nur in manchen Nahrungsmitteln wie Leinöl, Sonnenblumen, Sojaöl und Pflanzenmargarine enthalten; unser Organismus wandelt sie in *Gamma-Linolensäure* um. Diese ist die Vorstufe der hormonartigen, entzündungshemmenden Substanz Prostaglandin (PGE 1) und anderer Gewebshormone wie Leukotrine und Thromboxane, welche allesamt an einer Vielzahl wichtiger Körperfunktionen beteiligt sind. Aus diesem Grund können mit einer ausreichenden Zufuhr von Gamma-Linolensäure Akne, prämenstruelle Schmerzen (PMS), Neurodermitis und andere Hautkrankheiten, Nervenschmerzen und Nervenstörungen wie abnormes Temperaturempfinden und sogar Multiple Sklerose erfolgreich behandelt werden.

Die Umwandlung der Linolsäure in Gamma-Linolensäure geschieht im Körper mithilfe von Vitamin B_6, Zink und Magnesium, die alle in Spirulina enthalten sind, und durch bestimmte Enzyme. Diese Enzyme reagieren leider leicht auf negative Einflüsse – hierzu gehören bereits Alkoholkonsum und ein hoher Anteil unerwünschter gesättigter Fettsäuren in der Nahrung, wie etwa in Fleisch, Wurst, Butter und Kokosfetten. Wird die

Wandlung in Gamma-Linolensäure gestört, treten langfristig Beeinträchtigungen im Stoffwechsel und damit ein allgemeiner Vitalitätsverlust auf. Eine direkte Zufuhr von Gamma-Linolensäure aus der normalen Kost ist praktisch unmöglich, denn in nennenswertem Umfang ist sie nur in schwarzen Johannisbeeren enthalten.

In Spirulina machen Linolsäure und Gamma-Linolensäure zusammen fast ein Drittel aller Fettsäuren aus: 12–14 Prozent der gesamten Fettsäuren sind dabei Linolsäure und sogar 10–19 Prozent die wertvolle Gamma-Linolensäure. Bei einer täglichen Nahrungsergänzung von nur 4 Gramm Spirulina ist die aufgenommene Menge an Gamma-Linolensäure mit ca. 40–50 Milligramm ungefähr genauso groß wie durch eine Medikamentenkapsel mit Nachtkerzenöl – ohne dass sie erst aufwändig aus vielen Pflanzen extrahiert werden muss. Nur wenige Pflanzen (neben der Nachtkerze auch Borretsch und schwarze Johannisbeeren) enthalten überhaupt genügend Gamma-Linolensäure, um sie auf diese Weise für medizinische Zwecke gewinnen zu können. In Spirulina hingegen ist eine therapeutisch bedeutsame Konzentration bereits natürlich vorhanden. Für die Einnahme einer üblichen therapeutischen Dosis an Gamma-Linolensäure etwa bei Neurodermitis muss man die tägliche Spirulina-Menge auf etwa 25–30 Gramm erhöhen und bis zum Abklingen der Symptome beibehalten.

Biophotonen-Messungen zeigen, dass essenzielle Fettsäuren wie Linolsäure und Gamma-Linolensäure außerdem gute Speicher für Lichtenergie sind.

Ein weiterer Inhaltsstoff der blaugrünen Mikroalge zog Ende der 80er Jahre das Interesse der Aids-Forscher auf sich. Sie entdeckten, dass die Gruppe der *Sulfolipide*, bestimmter Fettsäure-Verbindungen in Spirulina, bemerkenswert effektiv gegen Aids-Viren wirkt. Die Forschungen dazu sind bisher noch nicht abgeschlossen. Sulfolipide kommen u.a. vermehrt im Gehirn vor, wo sie zur Umhüllung von Nervenfasern mit Myelin benötigt werden. Bioenergetisch gesehen lässt Myelin die Weiterleitung der zwischen den Neuronen ausgetauschten Signale störungsfreier verlaufen, was die Dynamik des Informationsflusses verstärkt. Wissenschaftler vermuten, dass die in der Praxis beobachtete Steigerung der Konzentrationsfähigkeit durch Spirulina daher zumindest teilweise auf die Sulfolipide zurückzuführen ist.

Vitamine und Enzyme

Spirulina-Algen enthalten zahlreiche für den Stoffwechsel notwendige Vitamine, als da wären Vitamin A (Beta-Carotin), Vitamin B_{12}, B_1, B_2 (Riboflavin), B_6, Inositol, Nikotinsäure (Niacin), Folsäure, Pantothensäure, Biotin (Vitamin H), Vitamin E (Tocopherol) und Vitamin C, welches allerdings nur in den Produkten einiger Hersteller vorkommt. Neben dem bereits erwähnten Beta-Carotin, der Vorstufe zum Vitamin A, fällt die hohe Menge an *Vitamin B_{12}* auf. Es liegt nach deutschen Untersuchungen teilweise in biologisch als Vitamin sehr gut verwertbarer Form vor. Nach Untersuchungen in den Niederlanden und den USA bestehen dabei Unterschiede zwischen den Produkten verschiedener Hersteller. Der tägliche Bedarf an Vitamin B_{12} kann aus Pflanzen nur sehr schwer gedeckt werden. Und nur bei gesunder Darmflora könne die Bakterien im Darm selbst eine gewisse Menge an Vitamin B_{12} herstellen. Was Nahrungsmittel anbelangt, so enthalten allein fermentierte, also milchsauer vergorene Speisen wie Sauerkraut nennenswerte Mengen davon. Als beste natürliche Quelle für dieses Vitamin galt bisher Rinderleber. Der B_{12}-Gehalt in Spirulina ist demgegenüber jedoch mehr als doppelt so hoch. Schon mit 4 Gramm Spirulina täglich kann bereits die Hälfte des von der „Deutschen Gesellschaft für Ernährung“ (DGE) empfohlenen Tagesbedarfs an Vitamin B_{12} gedeckt werden. Es wird vor allem zur Bildung der roten Blutkörperchen benötigt; ein Mangel kann zu ständiger Müdigkeit, Nervenschäden und in Extremfällen sogar zu Geisteskrankheiten führen.

Vitamin B_1 (Thiamin) ist als Bestandteil von Enzymen an zahlreichen Stoffwechselprozessen beteiligt und ist für die Aufschlüsselung von Kohlenhydraten unentbehrlich. Ein Mangel kann daher zu unterschiedlichsten Gesundheitsstörungen von Appetitlosigkeit und Muskelkrämpfen bis hin zu Nervenstörungen führen. Vier Gramm Spirulina decken etwa ein Fünftel des Tagesbedarfs eines Erwachsenen an Vitamin B_1.

Ein Mangel an *Vitamin B_2* (Riboflavin) kann zu Symptomen wie Müdigkeit, Veränderungen der Lippen- und Mundschleimhaut, Rissen in den Mundwinkeln, Hornhautveränderungen, Ekzemen, Entzündungen des Magen-Darm-Traktes, Lidkrämpfen und Sehstörungen bis hin zu grauem Star führen. Die Menge an Riboflavin in 4 Gramm Spirulina entspricht etwa einem Achtel des empfohlenen Tagesbedarfs.

Inositol wurde in jüngster Zeit durch Studien bekannt, in denen diesem Vitamin eine positive Wirkung bei Haarausfall zugesprochen wird – gemeinsam mit Biotin, das ebenfalls in Spirulina enthalten ist. Inositol normalisiert den Cholesterinspiegel, baut überschüssige weibliche Hormone ab, wirkt entgiftend und sogar Krebs hemmend. Insgesamt hat es einen positiven Einfluss auf die Leber und deren Entgiftungstätigkeit.

Vitamin E wird heute als wichtiger Neutralisator von freien Radikalen hoch geschätzt. Der Gehalt in Spirulina schwankt (je nach Hersteller) zwischen 3 und 19,5 Milligramm pro 100 Gramm.

Spirulina enthält zudem zahlreiche wertvolle *Enzyme* – bisher wurden bereits mehr als 2000 entdeckt, die zum Großteil noch nicht näher bestimmt und erforscht sind. Bekannt ist die *Superoxiddismutase*, kurz SOD; normalerweise kann der Körper dieses wichtige Enzym selbst herstellen, wenn genügend Zink, Kupfer und Mangan als Bausteine vorhanden sind. Spirulina enthält sowohl die Spurenelemente, deren Gehalt (je nach Hersteller) schwankt, als auch SOD selbst. In klinischen Studien wurde festgestellt, dass dieses Enzym die Zellmembranen stärkt und zellschädigende freie Radikale und sogar die zerstörerische Wirkung radioaktiver Strahlung bis zu einem gewissen Grad neutralisieren kann – es ist also ein hochwirksames Antioxidationsmittel.

Mineralien und Spurenelemente

Die in Spirulina vorkommenden Mineralien spielen eine große Rolle bei der Entgiftung. Es überwiegen Mineralien, die im Körper basisch wirken und damit die weit verbreite Übersäuerung und die dadurch verursachten Störungen im Fluss des „inneren Meeres“ ausgleichen können. Das sind vor allem *Magnesium*, *Kalium* und *Kalzium*. Diese verbessern außerdem die Energieleitfähigkeit des gesamten Gewebes bzw. des „Urmeeres im Körper“, in dem alle Zellen schwimmen. Unter den enthaltenen Spurenelementen tragen besonders *Zink* und *Selen* zur Steigerung der Abwehrkräfte und der Vitalität bei. Zink ist für die Funktion von rund 80 verschiedenen wichtigen Enzymen unentbehrlich und ein Mangel an Zink kann sich daher auf viele Stoffwechselprozesse störend auswirken. Dieses Spurenelement hat außerdem einen positiven Einfluss auf Thymusdrüse, Prostata und die Wundheilung. Selen wiederum wird vom Organismus vor allem zur Entgiftung von Schwermetallen und Neutralisierung freier Radikale benötigt. Der Gehalt an Zink kann zwischen 7,6 und bei speziellen Zink-Spirulina 250 Milligramm pro 100 Gramm schwanken. 100 Gramm Spirulina enthalten zwischen 1 und 7,5 Milligramm Selen.

Die Bedeutung von *Eisen* für das Blut als Bestandteil der roten Blutkörperchen ist allgemein bekannt. Untersuchungen haben ergeben, dass das in Spirulina enthaltene Eisen vom Körper besser aufgenommen wird als vergleichbare Mengen in medizinischen Präparaten. So ist Spirulina geeignet, um auf natürliche Weise eventuelle Eisenmangelzustände, wie sie bei Frauen bis zur Menopause und bei Männern in Stressberufen häufiger auftreten, auszugleichen. Der Gehalt an Eisen schwankt (je nach Hersteller) zwischen 118 und 250 Milligramm je 100 Gramm.

Muko-Polysaccharide

Im Gegensatz zu Landpflanzen und den meisten anderen Algen wie Chlorella besitzt Spirulina keine feste Zellwand aus Zellulose (eine häufige Form der Kohlenhydrate). Die weiche Umhüllung der Mikroalge besteht stattdessen aus speziellen leicht verdaulichen Kohlenhydrat-Verbindungen, den so genannten „Muko-Polysacchariden". Anders als Zellulose müssen diese bei der Verdauung nicht aufwändig aufgeschlüsselt werden, sondern können schnell und leicht aufgenommen werden. So ist Spirulina sehr gut verdaulich und für eine schnelle Energiezufuhr geeignet. Wissenschaftliche Untersuchungen haben gezeigt, dass die Muko-Polysaccharide der Mikroalge die menschlichen Immunzellen aktivieren und damit allgemein die Abwehrkräfte stärken. Außerdem unterstützen sie die Reparatur von DNS-Schäden, wodurch sie einen gewissen Schutz gegen die schädlichen Folgen radioaktiver Strahlung bieten und als Antikrebsmittel wirken.

Die harmonische Komposition der Nährstoffe

Das Ganze ist immer mehr als die Summe seiner Teile, das zeigt sich auch bei dem natürlichen Nährstoffkonzentrat Spirulina sehr deutlich. Zwar ist es möglich, bestimmte Heilwirkungen auf einen oder zwei der Inhaltsstoffe zurückzuführen oder mitunter nur durch den isolierten Extrakt eines bestimmten Bestandteils hervorzurufen. Gerade durch die natürliche Kombination der verschiedenen Stoffe aber können eventuelle Überreaktionen des menschlichen Organismus auf einzelne Inhaltsstoffe verhindert und damit unerwünschte Nebenwirkungen ausgeschlossen werden.

Durch die natürliche Komposition der Inhaltsstoffe haben vermutlich auch die mitunter erheblichen Schwankungen der jeweiligen Mengenanteile von Hersteller zu Hersteller nicht so gravierende Auswirkungen. Die Menge an Natrium beispielsweise liegt zwischen 3,4 und 90 Milligramm und bei Selen zwischen 0,1 und 1,0 (oder sogar 7,5 bei speziellen Selen-Spirulinas) Milligramm pro 10 Gramm Mikroalgen. Dennoch können alle Hersteller auf entsprechende Dankesschreiben ihrer Kunden verweisen, in denen Spirulina zu den typischen Heilwirkungen geführt haben soll, die wissenschaftlich ebenfalls bei verschiedenen Produkten nachgewiesen wurden. Eine Auswahl des jeweiligen Spirulina-Produkts nach der unterschiedlichen Zusammensetzung gestaltet sich aufgrund unterschiedlicher Maßangaben und Bezugsgrößen schwierig.

Möchte man sich nach individuellen Mangelerscheinungen und Befindlichkeitsstörungen für ein passendes Spirulina-Produkt entscheidenen, erleichtern spezielle Spirulina-Züchtungen die Auswahl: Einige Hersteller bauen Spirulina-Algen an, die einen der zahlreichen Inhaltsstoffe vermehrt in sich aufnehmen und an den Menschen abgeben kann. So gibt es Spirulina mit einem erhöhten Selen-Anteil zur verbesserten Ausschwemmung von Schwermetallen; mit mehr Zink zur Akti- vierung zahlreicher Enzymfunktionen; mit Mangan bei Gelenkproblemen oder mit mehr Gamma-Linolensäure und Sulfolipiden bei Ekzemen und zur Stärkung von Stoffwechsel, Kreislauf und Nerven. Andere Hersteller kombinieren Spirulina mit Meeresalgen, um so den Kalzium-Anteil (gegen Osteoporose) zu erhöhen oder einen Jod-Anteil hinzuzufügen, der beispielsweise gegen Störungen der Schilddrüse wirksam werden soll.

In der Tat wird durch die unterschiedlichen Konzentrationen zusätzlich die Art der Biophotonen-Strahlung verändert, d.h., die natürliche Harmonie der Lichtwellen wird geringfügig verschoben. Welche Auswirkungen das auf den Menschen hat – ob sich dadurch eine bestimmte Heilwirkung erhöht und zugleich die allgemein stärkende und vitalisierende Wirkung etwas nachlässt, wurde bisher noch nicht untersucht.

Wer die optimale harmonisierende oder heilende Wirkung erhalten möchte, sollte sein Augenmerk jedoch nicht zu sehr auf die Mengenverhältnisse der Inhalsstoffe in den verschiedenen Spirulina-Produkten richten. Stattdessen tut man besser daran, die Qualität nach der satten dunkelgrünen Farbe zu beurteilen und Produkte aus biologischem Anbau zu wählen. Dabei sollte man aber nicht vergessen, auch die übrige Ernährungsweise zu verbessern: Enthält die normale Kost mehr Vitalstoffe, dann können selbst vermeintlich geringe regelmäßige Dosen Spirulina als Nahrungsergänzung große Wirkung entfalten. Als tägliche Nahrung eignet sich eine Kost, die reich an frischem Obst und Gemüse, Keimlingen und Nüssen ist (siehe auch unter „Powerkost für jeden Tag“ S. 70 ff.). Von den wichtigen Vitalstoffen ist allein Vitamin C nicht bzw. nur in geringen Mengen in Spirulina enthalten. Es kann jedoch leicht in Form von Säften etwa in einem Spirulina-Shake oder durch Gemüse, das reich an Vitamin C ist, ergänzt werden (siehe unter „Grüne Shakes und bunte Suppen“, S. 74 ff.).

Heilung für Körper und Geist

Durch die harmonische Kombination der vielfältigen, bereits beschriebenen Vitalstoffe hat Spirulina zahlreiche heilende und vitalisierende Wirkungen, die in wissenschaftlichen Studien oder durch umfangreiche Erfahrungen in der Praxis belegt wurden. Nachteiliges konnte bisher nicht festgestellt werden.

Power fürs Immunsystem

Spirulina erhöht nachweislich die Widerstandsfähigkeit gegen eine verblüffende Vielzahl unterschiedlicher Infektionen. Die Mikroalge hemmt Viren und verhindert, dass sie in die Körperzellen eindringen und sich vermehren können. Außerdem wird die körpereigene Abwehr nachhaltig aktiviert, das haben Tests an Zellkulturen und Tieren sowie Untersuchungen mit radioaktiv belasteten Kindern aus Tschernobyl ergeben. Festgestellt wurden bisher die Hemmung von *Influenza-* bzw. *Grippe*-Viren, *Herpes simplex-1*-Viren, *Masern-*, *Mumps-* und Human-Cytomegalo-Viren (letztere verursachen krankhafte Riesenzellbildung in den Organen). Außerdem schützt Spirulina die für das Immunsystem wichtigen weißen Blutzellen, die so genannten „T-Zellen“, gegen die meist vernichtende Wirkung von HIV-1-Viren (Aids-Erreger).

Wie Wissenschaftler vor allem in Japan und den USA herausfanden, regt Spirulina die Organe an, die zum Immunsystem gehören, wie Knochenmark, Thymusdrüse, Milz und Lymphknoten. Zudem fördert und aktiviert sie die mit dem Darm verbundene Produktion von Immunkörpern. Die Mikroalge erhöht die Anzahl der Immunzellen, aktiviert sie und fördert die Bildung von Antikörpern. Auf diese Weise werden sowohl die aufbauenden als auch die abwehrenden Immunkräfte gestärkt. Für „Sonnenhungrige“ interessant ist, dass Spirulina auch den Schutz der Immunzellen gegen schädliche ultraviolette Strahlung, also *UVA-Strahlung* verstärkt.

Am spektakulärsten ist aber sicherlich die deutliche Stärkung und Aktivierung des Immunsystems nach der Schädigung durch *radioaktive Strahlung*, die bei der Behandlung von Kindern aus Tschernobyl erreicht werden konnte (siehe unter „Hilfe bei Radioaktivität“, S. 46 f.).

TIPP

Geben Sie Ihrem Immunsystem Power und verwenden Sie spezielle Spirulina-Präparate mit einem besonders hohem Zink-Anteil (Zink-Spirulina). Zink ist ein enorm wichtiger Baustein für die Bildung von Abwehrstoffen.
Zusätzlich unterstützen Sie die Aktivierung der Abwehrkräfte durch die auch in Spirulina nur in geringen Mengen vorkommenden Gold und Silber. Diese beiden Spurenelemente sind wichtige Katalysatoren und Energiebringer für unseren Organismus. Eine besonders hochwertige Nahrungsergänzung mit Gold und Silber ist durch alchemistisch aufbereitete Essenzen möglich, bei denen die Metalle während der mehrmonatigen Laborarbeit organisch aufgeschlossen werden (ähnlich wie in einer gesunden Pflanze). Die Rezepturen dieser *Aurum Potabile* („Trinkgold") und *Argentum Potabile* („Trinksilber") genannten „Alchimed-Essenzen" stammen von Paracelsus und anderen berühmten Ärzten und Alchemisten des Mittelalters.

Stoffwechsel und Verdauung regulieren

Da sie eine große Menge an basischen Mineralien enthält, kann die Mikroalge die weit verbreitete *Übersäuerung* ausgleichen und den wichtigen *Säure-Basen-Haushalt* unseres Organismus regulieren. Auf diese Weise wird die Gewebsflüssigkeit, das „innere Meer" des Menschen, von Stoffwechselresten und damit von Blockaden und Verstopfungen befreit. Dieser Vorgang wird unter dem Bergriff „Entschlackung" zusammenfasst. Das hat wiederum eine nachhaltige positive Auswirkung auf alle grundlegenden Regelmechanismen des Körpers sowie auf die Versorgung der Zellen. Langfristig trägt es entscheidend zu einer anhaltenden allgemeinen *Vitalisierung* und zur *Ausheilung chronischer Krankheiten* bei.

Spirulina reguliert zudem die Verdauung, indem sie Verstopfungen beseitigt, alte Schlacken im Verdauungstrakt löst und ausschwemmt sowie Entzündungen im Magen-Darm-Trakt bekämpft. Die Mikroalge fördert das Wachstum der nützlichen *Laktobazillen* in der Darmflora. Es ist allgemein bekannt, wie wichtig das richtige Verhältnis der im Darm lebenden Bakterien für eine intakte Darmflora, also letztlich für die allgemeine Gesundheit ist. Ohne sie könnte unser Verdauungssystem die Nahrung überhaupt nicht aufschlüsseln und die Nährstoffe nicht aufnehmen. Außerdem werden unsere Abwehrkräfte durch die Arbeit der etwa 100 Billionen Mikroorganismen unterschiedlichster Art in unserem Verdauungssystem entscheidend gestärkt. Langfristig kann durch die Vermehrung der gesunden Darmbakterien der Befall durch den der Gesundheit unzuträglichen Darmpilz *Candida albicans* zurückgedrängt und ganz beseitigt werden. Dazu trägt die Entgiftung von Schwermetallen bei – denn wie Forschungen in der Schweiz gezeigt haben, tritt Candida nur in krank machendem Umfang auf, wenn gleichzeitig eine hohe Schwermetallbelastung etwa durch Quecksilber (in Zahn füllungen aus Amalgam enthalten) oder andere Umweltgifte vorliegt. Sie ist die eigentliche, tiefer liegende Ursache für eine Pilzerkrankung.

Da Spirulina die Bildung von Hormonen und *Neurotransmittern* positiv beeinflusst, und damit auch Hypophyse, Nebennieren und Gehirn, wird die Anfälligkeit für *Stress* ebenfalls vermindert. Das hat wiederum insgesamt eine harmonisierende Wirkung auf den Stoffwechsel und den gesamten Organismus.

TIPP

Wenn Ihr Magen-Darm-Trakt sich im Ungleichgewicht befindet, hilft Ihnen vielleicht die zusätzliche Einnahme von Bitterstoffen. Sie können sich diese durch Kräutertees etwa aus Löwenzahn, Tausendgüldenkraut, Schafgarbe, Enzian, Angelikawurzel, Wermut und Cystus zuführen oder durch Granulate aus Bitterpflanzen als

Nahrungsergänzung. Andere Pflanzen wie etwa Bärlauch fördern die Ansiedlung von gesunden Darmbakterien und zugleich die Ausscheidung von Umweltgiften. Bei Darmstörungen sollten Sie Bärlauch jedoch nicht nur frisch als Frühjahrskur, sondern auch als Granulat zur regelmäßigen Nahrungsergänzung verwenden.

Schwermetalle und andere Umweltgifte ausleiten

Eine Belastung mit Schwermetallen wie *Quecksilber* (in Zahnfüllungen aus Amalgam enthalten), Blei oder mit Umweltgiften wie *chlorierten Kohlenwasserstoffen* (CKW, kommt u.a. in Pflanzenschutzmitteln vor) stellt heute bei vielen Menschen eine ständige Überforderung des Immunsystems und eine Störquelle für den Stoffwechsel dar. Dies kann zu den unterschiedlichsten Krankheiten führen oder verhindern, dass Erkrankungen auskuriert werden – es treten so genannte „Therapieblockaden" auf. Der ausleitenden und entgiftenden Wirkung von Spirulina kommt daher eine große Bedeutung zu. Untersuchungen in der medizinischen Praxis ergaben, dass die Mikroalge Schwermetalle bindet und hilft, sie aus dem Körper zu transportieren – an erster Stelle ist hier Quecksilber zu nennen, danach *Blei* und *Kadmium*. So hat sich bei Arbeitern, die ständig einer höheren Belastung durch Blei ausgesetzt waren, der Blei-Gehalt in Blut und Urin nach 8 Wochen der Einnahme von Spirulina auf ein Drittel reduziert und die dauerhaft geschwollenen Lymphknoten hatten wieder ihre normale Größe. Außerdem werden durch Spirulina, wie bereits erwähnt, chlorierte Kohlenwasserstoffe, die in bestimmten Insektiziden und Pestiziden enthalten sind, aus dem Organismus ausgeschwemmt. Des weiteren schützt sie die Nieren vor Beschädigungen durch Quecksilber und Medikamente, die freie Radikale bilden, wie sie etwa in der Chemotherapie bei der Behandlung von Krebs verwendet werden.

TIPP

Unterstützen Sie die Entgiftung durch weitere Pflanzenkräfte: Cystus-Tee, Koriander-Tinktur und Bärlauch-Granulat „ziehen" Schwermetalle und Pestizide aus dem Körper und Chlorella binden die Schadstoffe im Darm und bringen sie zur Ausscheidung. Ebenfalls stark entgiftend wirken alchemistische Essenzen aus Chrysoberyll, Smaragd und Perle sowie aus Gold und Silber. Sie werden nach Rezepturen von Paracelsus durch eine langsame Auflösung, Reinigung und energetische Aktivierung der Metalle und Edelsteine nach den Rhythmen von Sonne und Mond hergestellt und ergänzen mit ihren hohen Schwingungen das in Spirulina gespeicherte breite Lichtspektrum der Biophotonen.
Helfen Sie Ihrem Körper, die Gifte loszuwerden, indem Sie täglich Fußbäder mit Totem-Meer-Salz nehmen, dem noch 1 Teelöffel Natron zugesetzt wird (der pH-Wert sollte stark basisch sein, bei etwa 8,4 liegen; Indikatorstreifen, mit denen Sie den Wert messen können, erhalten Sie in Ihrer Apotheke).

Entzündungen und Allergien hemmen

Mehrere Stoffe in Spirulina, darunter Gamma-Linolensäure und SOD-Enzyme, bewirken eine Hemmung von Entzündungen etwa bei *Rheuma* und *Allergien*. Gemeinsam mit der Stärkung des Immunsystems und der entgiftenden Wirkung durch Spirulina kommt es langfristig zum Abklingen der Entzündungen. In Tierversuchen konnte gezeigt werden, dass die Mikroalge in hohen Dosierungen sogar einen allergischen Schock verhindern kann. Japanischen Untersuchungen zufolge hilft sie auch bei *Schleimhautentzündungen* von Magen und Darm sowie *Magengeschwüren*.

Blutwerte normalisieren

Wissenschaftliche Studien zeigen, dass Spirulina einen erhöhten

Cholesterinspiegel senken kann. Bei einer täglichen Menge von 6 Gramm wurde der Gesamtspiegel (und damit die für den Körper schädlichen Anteile des Cholesterins, das LDL) innerhalb von 6 Wochen um rund 22 Prozent gesenkt, wobei gleichzeitig die dem Körper nützlichen Anteile des Gesamtspiegels (das HDL) um 20 Prozent erhöht wurden – ein Ergebnis, das sich mit dem schulmedizinischer Medikamente messen kann, ohne dass schädliche Nebenwirkungen zu befürchten wären!

Weiterhin fanden Mediziner heraus, dass eine regelmäßige Einnahme von nur 4,2 Gramm Spirulina pro Tag das Risiko verringert, an *Arteriosklerose* (Arterienverkalkung) zu erkranken. Mehr noch, die Mikroalge kann sogar bereits bestehende Kalkablagerungen in den Blutgefäßen abbauen. Verantwortlich dafür sind vor allem die Chlorophyll-Pigmente, die in Spirulina in großen Mengen enthalten sind; sie sind in der Lage, neben Schwermetallen auch Kalk zu binden. Allgemein verbessert Spirulina, japanischen Studien zufolge, die *Durchblutung* aller Organe. In Tierversuchen konnten japanische Wissenschaftler zudem eine den *Blutdruck* senkende Wirkung der Mikroalge belegen.

Wie die holländische Stiftung „Science & Nutrition" berichtet, gibt es gut dokumentierte Fallstudien aus Arztpraxen, die eine positive Beeinflussung von *Altersdiabetes* nachweisen. Danach kann sich Spirulina auf den *Blutzuckerspiegel* bei einer täglichen Einnahme von 5,25 Gramm positiv auswirken. Und Spirulina hat eine positive Wirkung auf die Blutbildung: Es stimuliert das Knochenmark und regt so die Bildung roter und weißer Blutkörperchen an. Außerdem fördert es die Bildung von Hämoglobin, dem roten Blutfarbstoff.

TIPP

Die segensreiche Wirkung von Spirulina auf Blutgefäße und Blut können Sie durch die gleichzeitige Anwendung von Chlorella, die

noch mehr Chlorophyll als Spirulina enthält, unterstützen. (Der grüne Blattfarbstoff schützt unsere Gefäße.) Blutbildend wirken vor allem spezielle Spirulina-Produkte, die einen erhöhten Eisen-Anteil haben.

Krebs vorbeugen und bekämpfen

Spirulina ist kein „Gift“ gegen Krebs, vielmehr aktiviert es auf vielfältige Weise die körpereigenen Abwehrkräfte gegen die Tumore. In umfangreichen Tierversuchen konnten bisher bereits zahlreiche Wirkungen zur Krebsbekämpfung nachgewiesen werden; so wurden z.B. nach der Gabe von Spirulina Krebszellen besser vom Abwehrsystem erkannt und durch die allgemeine Aktivierung des körpereigenen Immunsystems abgebaut. Studien belegen, dass die weitere Entwicklung von Krebszellen (Metastasenbildung) verhindert wird. Die von Wissenschaftlern festgestellte Verbesserung der biochemischen und bioenergetischen Zellkommunikation hat ebenfalls eine krebshemmende Wirkung, denn wenn die Zellen gut miteinander kommunizieren können, ist es ihnen möglich, sich gegenseitig an einen gesunden Zustand zu „erinnern“. Außerdem wurde ein stimulierender Einfluss auf die Behebung von DNS-Schäden festgestellt. – Da all diese Ergebnisse auf Tierversuchen beruhen, ist die für Menschen nötige Dosierung zur Krebsbekämpfung noch unklar; grobe Schätzungen von Wissenschaftlern liegen gegenwärtig bei etwa 30 Gramm Spirulina pro Tag.

TIPP

Das Immunsystem stärken nicht nur all die gesunden Nahrungsergänzungen, Essenzen und Pillen, auch Ihre Lebensweise hat Einfluss auf die Körperabwehr. Neben einer gesunden Ernährung mit viel Frischkost wirkt es sich auch positiv aus, wenn Sie sich ausreichend Zeit zur Entspannung nehmen. Das kann ein Spaziergang

durch den Wald, autogenes Training, Meditation, Qi Gong u.v.m. sein – wichtig ist, dass Sie eine Entspannungsform finden, mit der Sie sich wohl fühlen und die Sie wirklich regelmäßig ausüben (siehe auch unter „Kurze Meditation der Stille", S. 96). Die positive, vorbeugende Wirkung von Meditation und anderen Entspannungsmethoden wurde in vielen Studien wissenschaftlich belegt.

Hilfe bei Radioaktivität

In Russland wird Spirulina in der Therapie von strahlengeschädigten Kindern aus Tschernobyl eingesetzt. Die dabei erzielten spektakulären Erfolge haben dazu geführt, dass diese Mikroalge als Therapeutikum bei Strahlenschäden patentiert wurde. Russische Wissenschaftler haben herausgefunden, dass sie bei Schäden durch Radioaktivität das Immunsystem stärkt, das Blutbild verbessert und die Funktion der Drüsen, besonders der Nebennieren sowie der Schilddrüse u.a. durch eine Regulierung über die Hypophyse ausgleicht. Spirulina vermindert zudem die Aufnahme radioaktiver Verbindungen in den Körper, was über den Verdauungstrakt geschieht, beschleunigt die Ausscheidung von Cäsium-137, Kalium-40 und Strontium-90 und reduziert die Radioaktivität im Urin deutlich. Zudem hilft Spirulina durch die positive Wirkung auf den Mechanismus, der unsere DNS (unser Erbgut) instandhält, bei strahlenbedingten Gen-Schäden. Nach Untersuchungen in China treten vergleichbar positive Wirkungen durch Spirulina auch bei Schädigungen durch *UV-Licht* und *Gamma-Strahlung* auf.

Gewicht reduzieren

Spirulina ist zwar kein Mittel, das Gewicht reduziert; es reguliert vielmehr den Stoffwechsel und hat somit sogar bei gleich bleibenden Ernährungsgewohnheiten eine deutlich Gewicht reduzierende Wirkung. Nach einer wissenschaftlichen Studie erreichten übergewichtige Personen bei der Einnahme von dreimal 2,8 Gramm Spirulina täglich innerhalb von vier Wochen eine Gewichtsabnahme von durchschnittlich 1,4 Kilogramm; längerfristige Gewichtsveränderungen wurden bisher nicht untersucht. Wer jedoch seine Ernährung nach und nach auf eine vitalstoffreiche Frischkost (siehe unter „Powerkost für jeden Tag“, S. 70 ff.) umstellt, kann sicherlich eine größere dauerhafte Abnahme erreichen.

Die hohe Konzentration und harmonische Zusammensetzung von Nährstoffen in Spirulina leisten bei speziellen Fastenkuren gute Dienste. In Form von Spirulina-Shakes (siehe unter „Mixgetränke“, S. 75 ff.) erhält der Organismus alle wichtigen Vitalstoffe und ein hohes Maß an Biophotonen, um für einen gründlichen „Hausputz“ sorgen zu können: Er entschlackt und entgiftet (siehe auch unter „Fasten und Mikroalgen“, S. 71 ff.).

TIPP

Regen Sie Ihren Stoffwechsel und damit die Entgiftung und Regeneration der Zellen an, so purzeln auch die Pfunde. Wertvolle zusätzliche Hilfen finden Sie unter „Fasten mit Mikroalgen“, S. 71 ff. Sie können das Abnehmen aber auch unterstützen, indem Sie Ihre Sinne aktivieren: Riechen Sie sich schlank! – Amerikanische Studien ergaben, dass das Sättigungszentrum bei intensivem Riechen an Aromaessenzen angeregt wird; d.h., das Gehirn meldet: „Ich bin satt." Am besten sind Mischungen aus verschiedenen Duftölen, damit sich das Gehirn nicht an die Information nur eines Duftes gewöhnt. An diesen Duftmischungen schnüffeln Sie vor jedem Essen ganz intensiv und sind dadurch schneller satt.

Sich einfach wohl fühlen

In wissenschaftlichen Untersuchungen wurde versucht, die Wirkung von Spirulina auf das allgemeine Wohlbefinden festzustellen, und das mit höchst erstaunlichen Ergebnissen. Im Anschluss an eine sechswöchige Spirulina-Einnahme von 6 Gramm täglich nahmen nach Einschätzung der Probanden Gefühle von Müdigkeit um 35,7, Gefühle von Schlappheit um 23,8, von Abgeschlagenheit um 25,3 und Depressionen um 31,0 Prozent ab. Die Konzentrationsfähigkeit wurde hingegen um 28,4 und die Leistungsfähigkeit um 35 Prozent höher eingestuft.

Ein eindrucksvolles Beispiel für eine solche gesteigerte Vitalität ist der österreichische Radrennfahrer Ulli Mattersberger. Er stellte im Alter von 42 Jahren mit 69,53 Kilometern in der Stunde einen Weltrekord am Ergometer auf; seine Siege bei Berg- und Mountainbike-Rennen haben ebenfalls viele verblüfft. Als Geheimnis für sein Leistungsvermögen gab er an, dass er täglich 2–3 Esslöffel Spirulina zu jeder Mahlzeit einnehme und so alle Zusatzstoffe erhalte, die er als Leistungssportler brauche. Er habe bemerkt, dass sich sein Schlafbedürfnis und seine Regenerationszeit seit der Einnahme von Spirulina enorm verkürzt hätten. Diese sei heute sogar kürzer als vor zehn Jahren, lasse ihn bessere Trainingsleistungen erbringen und er fühle sich dabei geistig und körperlich ausgesprochen wohl.

In wissenschaftlichen Tests wurde bei Kindern, die regelmäßig Spirulina einnahmen, eine 25-prozentige Steigerung der Merk- und Leistungsfähigkeit festgestellt. In einer Befragung von Erwachsenen stuften diese ihre Denkfähigkeit nach mehrmonatiger Einnahme der Mikroalge um 300 Prozent höher ein. Spirituell interessierte Menschen berichten zudem, dass alle Formen der Körper- und Energiearbeit oder Meditation besser gelingen und intensiver sind, wenn sie ihre Nahrung täglich durch Spirulina ergänzen. Die Aura (das körpereigene Energiefeld, das den Menschen umgibt) weitet sich aus und wird stabiler. Offenbar hat der Organismus dank Spirulina eine harmonischere, stärkere Schwingung. Und auf dieser Basis ist jede Art spiritueller Aktivität einfacher möglich.

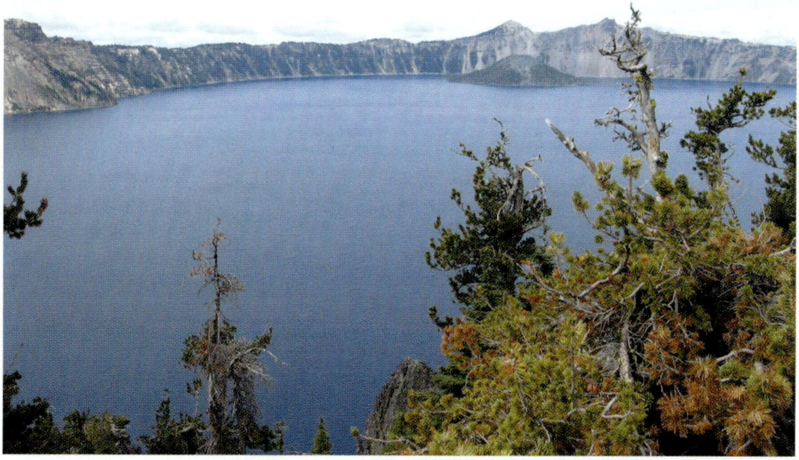

Der mineralreiche Crater-Lake ergießt sich ebenfalls in den Klamathsee. Seine steilen Felsränder lassen den früheren Vulkankrater noch erahnen

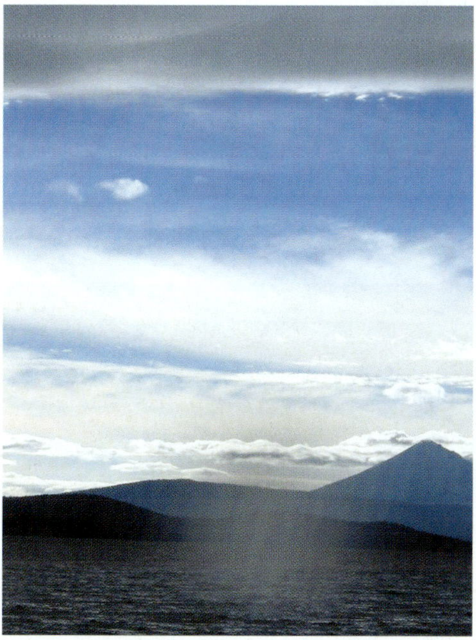

Heimat der Afa-Algen: der Obere Klamathsee in Oregon, USA, ein mineralienreicher Hochgebirgssee, der 1450 Meter über dem Meeresspiegel liegt

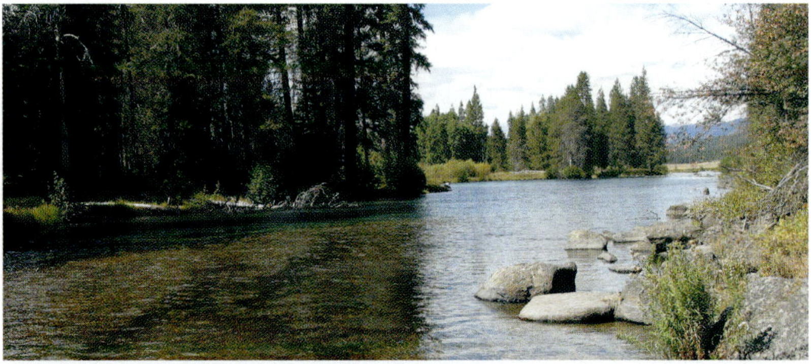

Zufluss zum Klamathsee, diese legendären "Rivers of Light" bringen ständig Mineralien-Nachschub aus den umliegenden alten Vulkanbergen

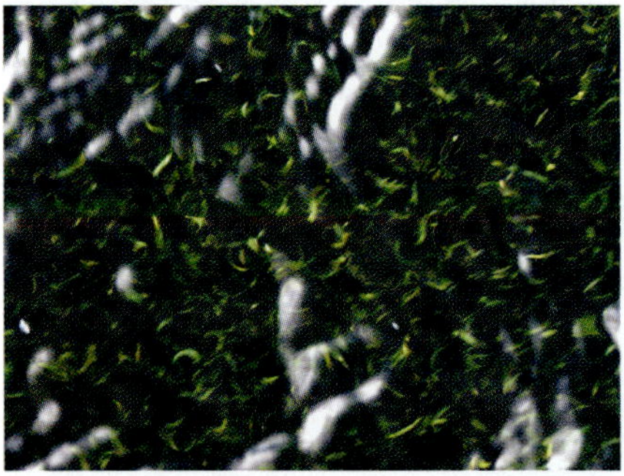

Im Sommer verbinden sich die winzigen Afa-Algen zu sichtbaren Fäden und steigen in dicken Lagen an die Wasseroberfläche

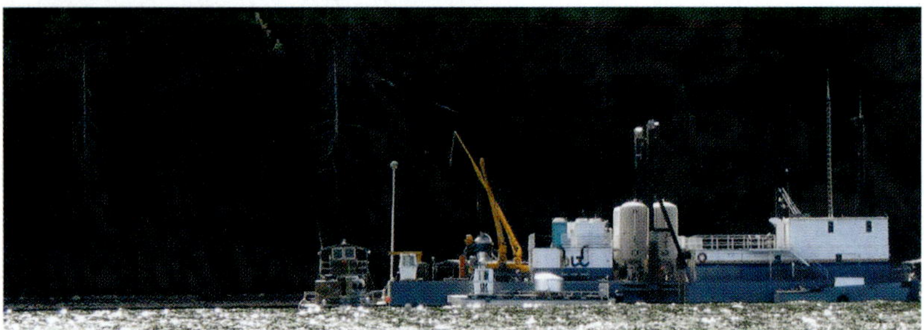

Die wild wachsenden Afa-Algen werden mit Spezialbooten geerntet, was fast nur bei völliger Windstille mögliche ist

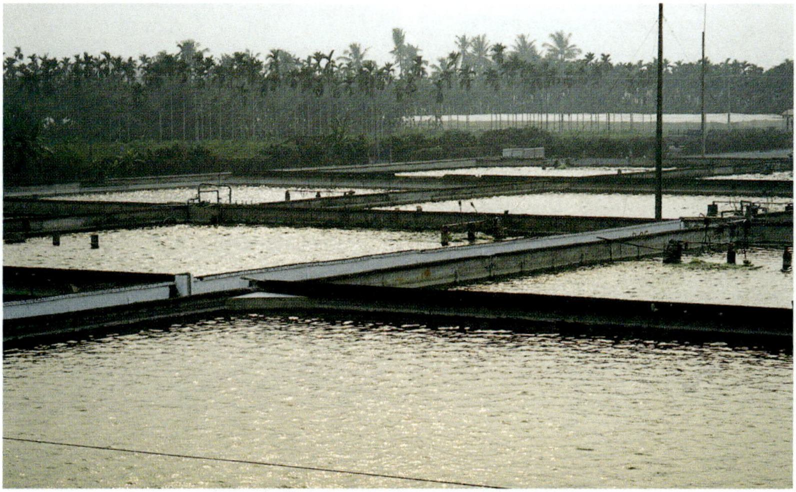

Die Spirulina- und Chlorella-Algen werden in tropischen Regionen in großen Bassins gezüchtet - hier die Anlagen des deutschen Herstellers "Sanatur" in Taiwan

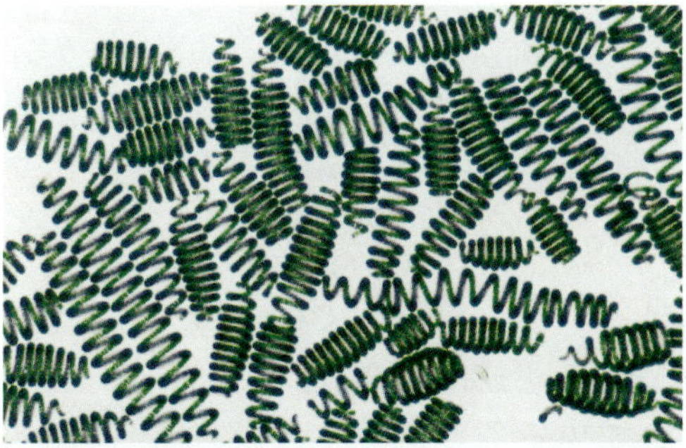

Unter dem Mikroskop offenbaren die Spirulina-Algen, woher sie ihren Namen haben: Die einzelnen Algenzellen haben sich zu perfekten Spiralen zusammengeschlossen, die wie künstliche Spiralfedern wirken

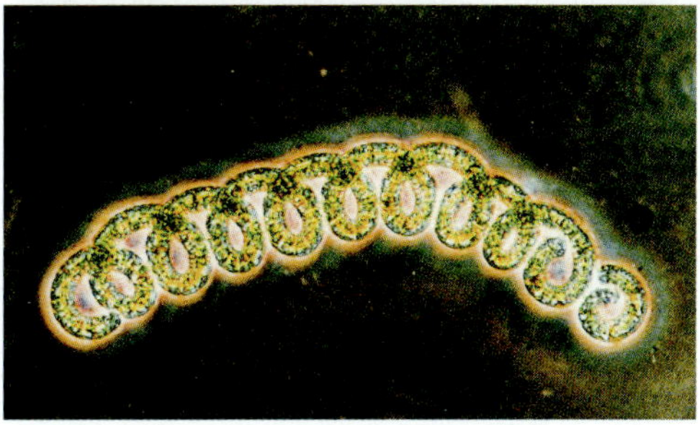

Mikroalgen gelten als "lichtvolle Ursubstanz" und hochwertiger Träger von Biophotonenlicht, hier eine Spirulina-Alge im Mikroskop

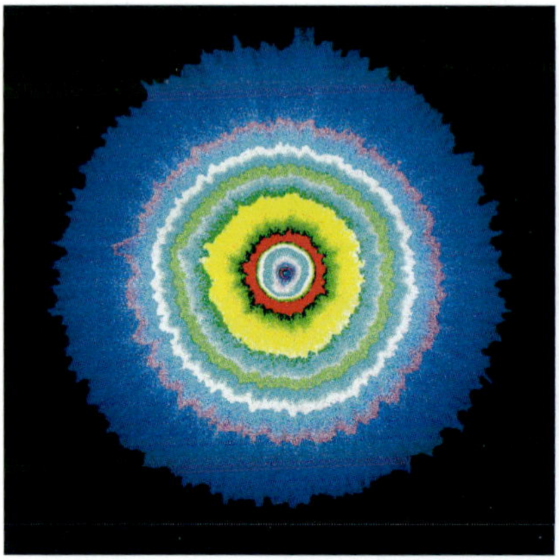

Bild 1

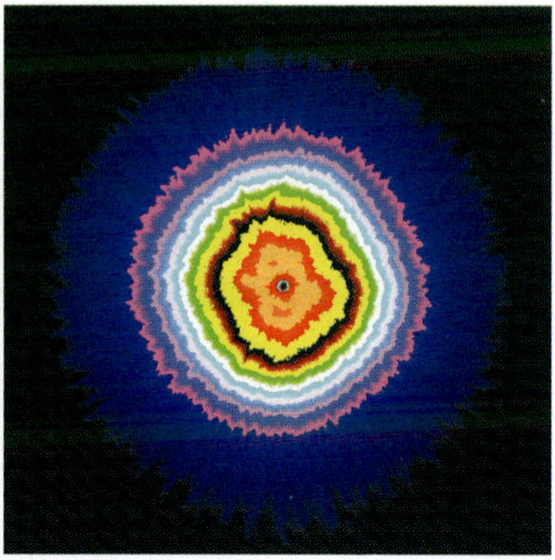

Bild 2

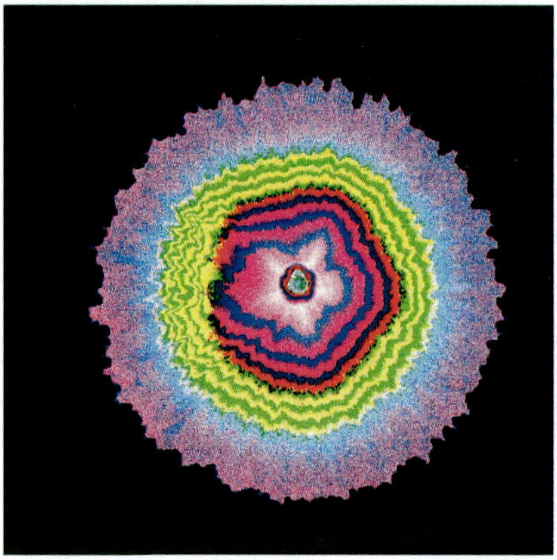

Bild 3

In der Colorplate-Aufnahme, einer weiterentwickelten Form der Kirlian- bzw. Elektrofotografie, zeigen die Mikroalgen deutlich unterschiedliche Energiefelder.
Bild 1 Spirulina-Alge,
Bild 2: Chlorella-Alge,
Bild 3: Bio-Spirulina, deren Energiefeld mit der Afa-Alge weitgehend identisch ist

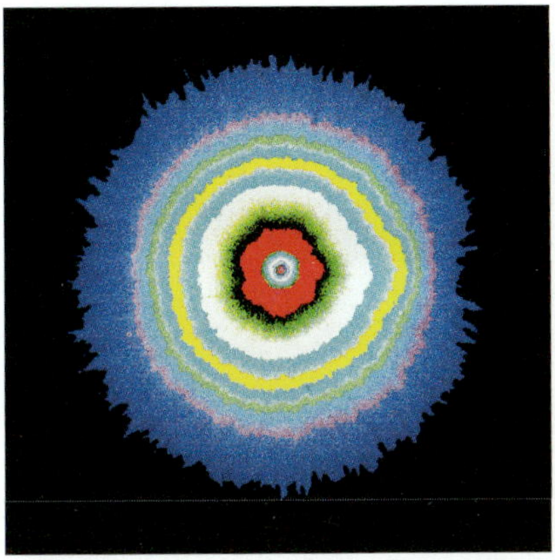

Bild 1

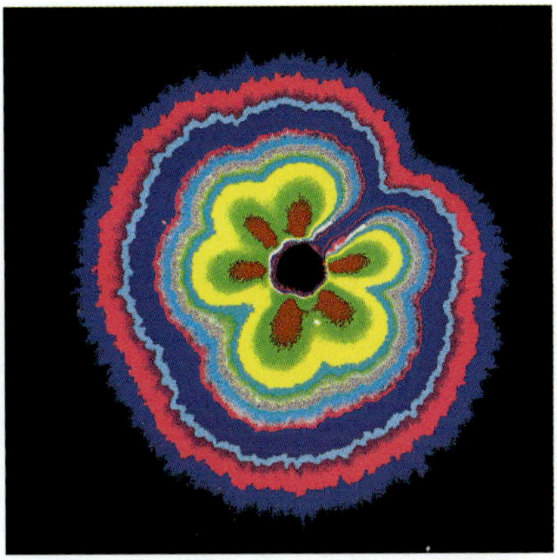

Bild 2

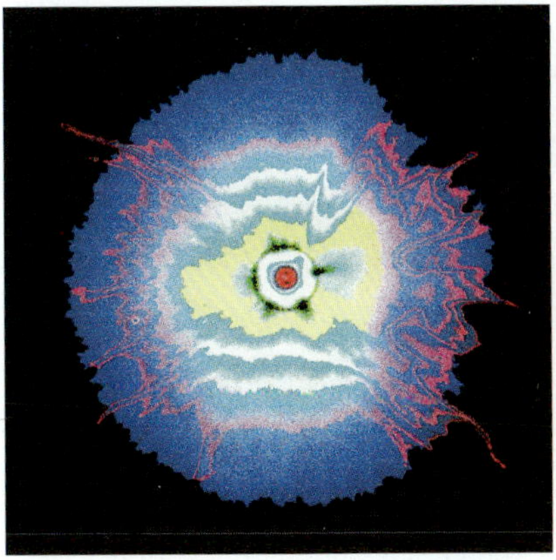

Bild 3

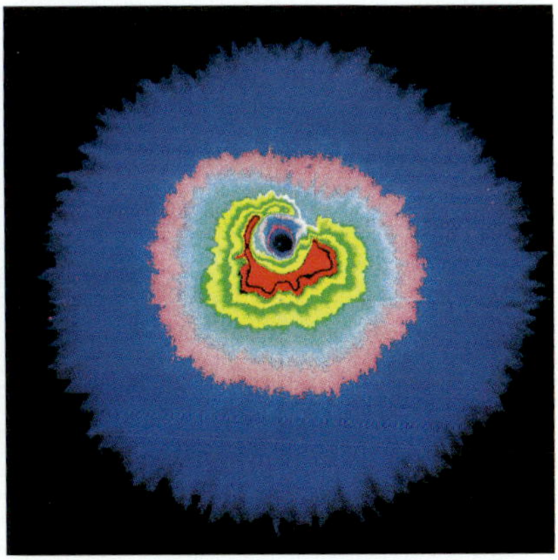

Bild 4

Ist die Menge an Spurenelementen unterschiedlich, verändert sich das Energiefeld in der Colorplate-Aufnahme enorm. Hier speziell gedüngte Spirulina-Algen für therapeutische Zwecke:
Bild 1 Zink-Spirulina,
Bild 2 Selen-Spirulina,
Bild 3 Mangan-Spirulina,
Bild 4 Spirulina mit hohem Chrom-, Selen- und Zink-Gehalt

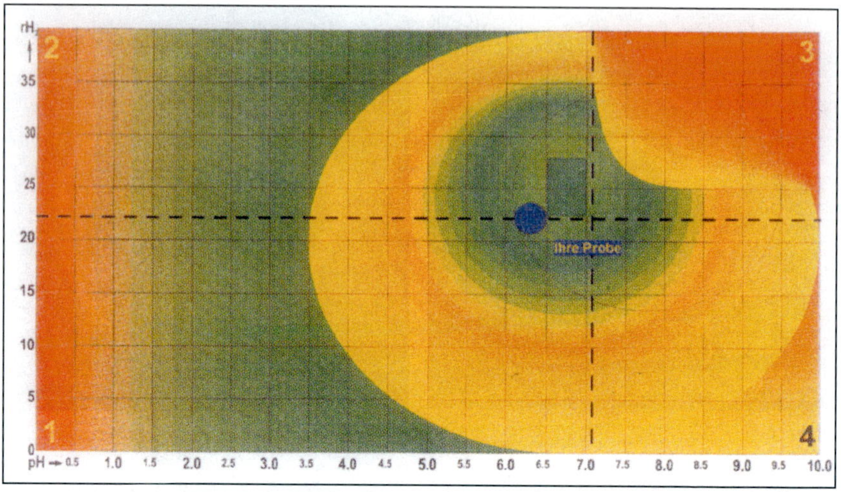
rH2
2
3
1
4
35
30
25
20
15
10
5
0
pH → 0.5 1.0 1.5 2.0 2.5 3.0 3.5 4.0 4.5 5.0 5.5 6.0 6.5 7.0 7.5 8.0 8.5 9.0 9.5 10.0
Ihre Probe

Bild 1

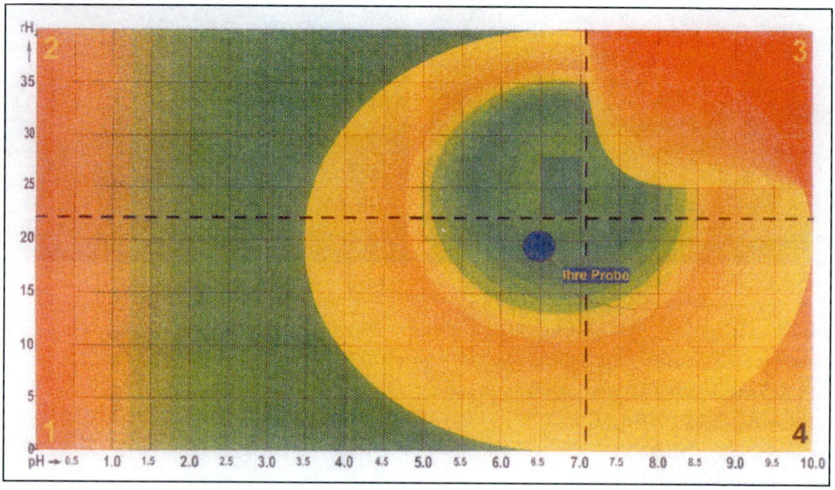
rH2
2
3
1
4
35
30
25
20
15
10
5
0
pH → 0.5 1.0 1.5 2.0 2.5 3.0 3.5 4.0 4.5 5.0 5.5 6.0 6.5 7.0 7.5 8.0 8.5 9.0 9.5 10.0
Ihre Probe

Bild 2

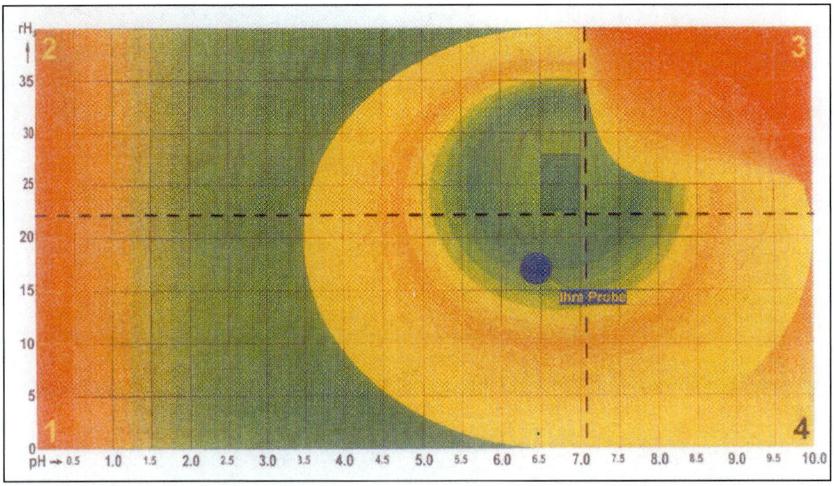

Bild 3

Die Biolektronik-Messung nach Prof. Vincent beurteilt Lebensmittel und Körperflüssigkeiten nach ph-Wert (Säure-Basen-Verhätlnis), Elektronenpotential und spezifischem Widerstand. Daraus kann die energetische Qualität eines Lebensmittels abgeleitet werden, also wie viel Elektronen und Protonen (bzw. Biophotonenlicht) es dem Menschen liefert. Untersucht wurden hier verschiedene Spirulina-Produkte:

1. Bio-Spirulina hoher Qualität liegt im grünen gesunden Zentrum direkt an dem kleinen grünen Rechteck, das den absoluten Idealbereich kennzeichnet, ist also sehr wertvoll für die tägliche Ernährung.

2. und 3. Selen-Spirulina und Spiru-Complex, eine Spirulina-Tablette mit hohem natürlichem Chrom-, Selen- und Zink-Gehalt, liegen ebenfalls im grünen gesunden Zentrum, jedoch im Koordinatensystem direkt dem roten Quadranten 3 gegenüber. Messwerte in diesem Quadranten treten bei Krebs und anderen lebensbedrohlichen Erkrankungen oder Giften auf. Steht eine Substanz dem genau gegenüber, kann sie auf energetischem Wege derartige Erkrankungen und Stoffe harmonisieren.

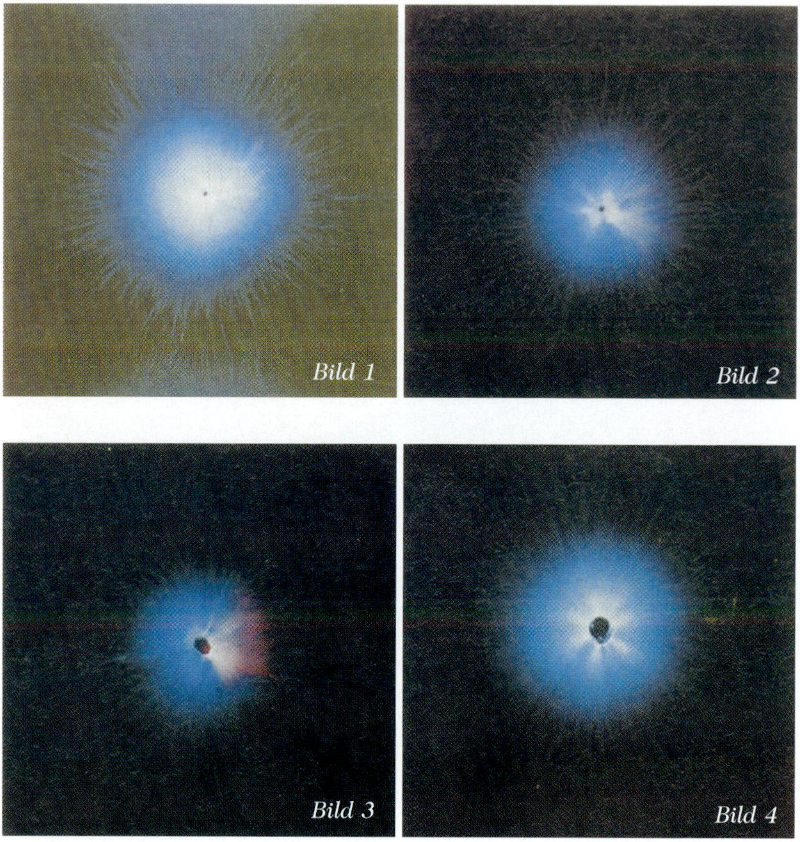

Unterschiedliche Herstellerqualitäten von Mikroalgen haben einen sichtbaren Einfluss auf ihre energetische Wirkung: In der Kirlian-Elektrofotografie zeigt sich ein störender Einfluss durch rötliche Verfärbung (Bild 3), ein positiver Einfluss durch Verstärkung der Eigenstrahlung (Bild 4):
1. Abstrahlung von Spirulina-Alge,
2. Energiefeld von menschlichem Blutserum,
3. Blutserum, dem eine Probe Spirulina minderer Qualität zugefügt wurde,
4 Blutserum mit Spirulina hoher Qualität.
Für jeden erkennbar ist eine hohe Qualität auch an der vergleichsweise intensiveren, satt grünen bis blaugrünen Farbe der Mikroalge und am jeweils höheren Gehalt an Spurenelementen, Mineralien, Vitaminen und Fett- und Aminosäuren.

TIPP

Nutzen Sie die geballte Kraft der drei Mikroalgen: Für die körperliche Fitness und zur Entgiftung ergänzen Sie Ihre tägliche Kost durch Spirulina und Chlorella. Möchten Sie Ihre geistigen Fähigkeiten gezielt unterstützen, verwenden Sie Spirulina und Afa.

III • Die Afa-Alge – Unsichtbare Blume des Wassers

Afa-Algen sind enge Verwandte der Spirulina-Algen, auch sie gehören zu den Cyanobakterien. „Afa“ steht für *Aphanizomenon flos-aqua* und bedeutet so viel wie „Unsichtbare Blume des Wassers“. Weil die zur Nahrungsergänzung verwendeten Afa-Algen aus dem US-amerikanischen Klamathsee gewonnen werden, sind sie auch unter dem Namen „Klamath-Algen“ bekannt geworden oder werden als „Akfa“ für *Aphanizomenon klamath flos-aqua* bezeichnet. Und ihrer intensiv blaugrünen Farbe wegen werden sie „Blue-Green-Algen“ genannt.

Sie wachsen wild in einer noch weitgehend unberührten Natur im Oberen Klamathsee (Oregon/USA) auf einer Höhe von 1450 Metern über dem Meeresspiegel. Der See wird umrahmt von alten Vulkanbergen des dortigen Nationalparks und darüber erhebt sich im Süden der höchste Berg Kaliforniens, der Mt. Shasta, ein schon von den Indianern hoch geschätzter Kraftort. Im See lagern in dicken Schichten die Sedimente früherer Vulkanausbrüche und die „Rivers of Light“ genannten Zuflüsse sorgen für immerwährenden Nachschub aus den Bergen. Diese Vulkanmineralien dienen den Afa-Algen als hochwertige Nährstoffe. Sie gedeihen zwar auch in anderen Seen in den USA, doch nirgendwo eignen sie sich in vergleichbarer Weise zum Abbau wie im Klamathsee. In den warmen Monaten von Mai bis Oktober verbinden sich die winzigen Algen zu Fäden und steigen in zentimeterdicken Lagen an die Wasseroberfläche, wo sie mit Sieben abgeschöpft werden.

Afa-Algen besitzen, wie wild wachsende Pflanzen allgemein, eine größere Vitalität und einen höheren Gehalt an Biophotonen als gezüchtete. Die gespeicherte Lichtmenge hängt jedoch auch von der Menge der Sonnen-Einstrahlung und der Nährstoffzufuhr im jeweiligen Erntezeitraum ab. Interessanterweise ähneln sich die Energiebilder von Afa-Algen und Spirulina auf Colorplate-Aufnahmen (eine Form der Kirlian-Elektrofotografie) nur dann, wenn die Spirulina nicht mit Salzen, sondern mit rein pflanzlichen Mineralien, also quasi ganz naturnah, gezüchtet werden. Es scheint tatsächlich eine für Wildwachstum typische Energiequalität zu geben.

Die Afa-Algen im Klamathsee unterliegen der strengen Kontrolle von Hydrologen, denn es gibt in anderen amerikanischen Seen verwandte Algenstämme, die giftige Substanzen enthalten. Seit 1994 wird der See daher durch ein unabhängiges hydrologisches Labor überwacht. Bisheriger Alarm hat sich jedoch stets als ebenso unbegründet erwiesen wie eine vorsorgliche Warnung des kanadischen Gesundheitsamtes und des deutschen „Instituts für Gesundheit und Verbraucherschutz". Einige amerikanische Anwender von Afa-Algen verklagten die Hersteller dennoch wegen angeblicher gesundheitlicher Störungen, jedoch konnte ein Zusammenhang mit der Einnahme von Afa-Algen nicht bestätigt werden.

Hilfe bei Zivilisationskrankheiten

Viele positive Wirkungen der Afa-Algen sind mittlerweile belegt. So ergab eine kanadische Studie, dass sie die Produktion der roten Blutkörperchen anregen und zu hohe Cholesterinwerte senken können. Erste Untersuchungen belegen zudem eine Aktivierung der Abwehrkräfte insbesondere der „Fresszellen" (Makrophagen) und eine antivirale und entzündungshemmende Wirkung – sogar bei HIV. Außerdem können Nervenleiden gelindert und der Fettstoffwechsel kann normalisiert werden. Das staatliche Krebsforschungsinstitut der USA untersucht derzeit die Fähigkeiten der Afa-Alge, Krebs zu bekämpfen, und hofft, aus ihr neuartige Wirkstoffe extrahieren zu können. Der Grund für die Untersuchungen ist, dass nur 1,5 Gramm Afa-Algen die Aktivität der Abwehrzellen im Blut für mehrere Stunden um 40 Prozent erhöhen können. Und sogar zum Muskelwachstum kann die Afa-Alge laut einer Studie bei langfristiger Einnahme eingesetzt werden: Bei gleicher körperlicher Aktivität waren die Muskeln der Afa-Anwender um 16 Prozent stärker gewachsen als die der Vergleichsgruppe.

Welche Dosierung für all diese Wirkungen nötig ist, das mag sehr verschieden sein und reicht von 1,5 – 10 Gramm.

Geheimnisvolle Gehirnnahrung

Während Studien über Spirulina zahlreiche positive Einflüsse auf den gesamten Organismus belegen, dominieren bei den Afa-Algen die mitunter spektakulären Berichte über eine Harmonisierung und Steigerung der Gehirntätigkeit. So bewies eine Studie in Nicaragua, dass Kinder, die regelmäßig 1 Gramm Afa-Algen einnahmen, deutlich bessere Schulleistungen erbrachten. Zum selben Ergebnis kam man in Österreich – allerdings enthielt das dort verwendete Afa-Produkt zusätzlich Gerstengras und Kamutsprossen. Auch hier wiesen die Schüler eine deutlich gesteigerte Konzentrations- und Merkfähigkeit auf, zudem waren sie ausgeglichener und belastbarer und klagten weniger über Gefühle von Heißhunger und Müdigkeit. Viele Eltern waren davon so begeistert, dass sie die Algen nach der Studie weiter anwendeten.

Mit EEG-Messungen spürte man an amerikanischen Universitäten der Afa-Wirkung nach. Die Tests ergaben, dass durch die regelmäßige Einnahme tatsächlich die Fähigkeit des Gehirns, Informationen zu verarbeiten, verbessert wird.

Eine alternativmediznische Testmethode, die so genannte

„Stimmfrequenz-Analyse“, erbrachte in deutschen Tests, dass Kinder mit Lernstörungen insbesondere bei „ADS“ (Aufmerksamkeitsdefizit-Syndrom) typischerweise einen Mangel an Mineralien, Spurenelementen und Aminosäuren aufwiesen. Bei allen Kindern fehlte die nötige Menge einer großen Bandbreite von Hormonen und Neurotransmittern, vor allem Dopamin und Serotonin, Adrenalin und Noradrenalin, Endorphinen und das Acetylcholin. Zugleich waren sie mit Schwermetallen insbesondere Quecksilber und Blei belastet. Kontrollmessungen nach einer mehrmonatigen Kur mit Afa-Algen zeigten, dass die Schwermetallbelastung stark verringert und Defizite zum Großteil ausgeglichen wurden. Parallel dazu besserten sich laut Befragungen die Lern- und Konzentrationsstörungen erheblich.

All das macht deutlich, dass diese Mikroalgen unser Gehirn und Denken harmonisieren und zur Entfaltung bringen können.

Der amerikanische Arzt und Forscher Dr. Gabriel Cousens ist aufgrund seiner Praxiserfahrungen und gezielter Tests – bei denen er sich der Pulsdiagnose bedient – überzeugt, dass Afa-Algen die Funktion der Hauptdrüsen des Gehirns, Hypothalamus, Hirnanhangsdrüse und Zirbeldrüse, bei 70–80 Prozent der Menschen, die sie einnehmen, verbessern. So sollen sie alle Gehirn- und Bewusstseinsfunktionen fördern können.

Der deutsche Ernährungsexperte Christian Opitz sieht in den Wirkungen der Afa-Algen auf unser Gehirn die Chance, dass wir unsere Kreativität steigern und schneller besondere sensitive und spirituelle Erfahrungen machen können. So erklärte er in einem Vortrag über die Mikroalge, die Gesamtwirkung von Afa-Algen sei die, dass sie es unserem Gehirn – als wesentlichem Transportmittel unserer ganzheitlichen Entwicklung – wesentlich besser ermöglichen würde ... durch das Bilden von neuronalen Querverbindungen in die EEG-Zustände tieferer Frequenzbereiche (also Alpha- und Theta-Wellen, wie sie für besondere Kreativität, Entspannung und Meditation typisch sind) zu kommen und dadurch energetisch ausgeglichener, intellektuell wacher und kreativer zu sein und somit die höheren intuitiven Ebenen unserer höheren Körper wesentlich besser nutzen zu können.

Bisher ungeklärt ist aber, auf welchem Wege die Mikroalge einen solch positiven Einfluss auf das Gehirn ausüben kann. Vermutungen gehen davon aus, dass die Mischung von Aminosäuren in der Afa-Alge ideal für Denkprozesse im menschlichen Hirn sein könnte. Andere Wissenschaftler sind der Ansicht, dass sie Schwermetalle ausleiten und auf diese Art die Gehirnfunktion verbessern. Diese Entgifung wird u.a. durch das Polypeptid Gluthation bewirkt, welches die Schwermetalle bindet und ausleitet; es wird vom Körper aus den in allen Mikroalgen enthaltenen Aminosäuren Glutaminsäure und Cystein gebildet. Mittlerweile stützen mehrere Studien, die mit Kindern durchgeführt wurden, die Ansicht, dass zwischen hoher Schwermetallbelastung und Lern- und Aufmerksamkeitsstörungen sowie Hyperaktivität eine enge Verbindung besteht. Tatsächlich konnten gute Schüler allein anhand der individuellen Schwermetallbelastung mit 97-prozentiger Sicherheit von solchen mit Lernproblemen unterschieden werden. Je höher der Blei- und Kadmiumgehalt in den analysierten Haaren war, umso geringer war der ermittelte non-verbale IQ (Intelligenzquotient); und je höher der Aluminiumgehaltwar, desto häufiger wurden Hyperaktivität und Lernstörungen festgestellt.

Warum gerade die Afa-Algen aber in solch besonderer Weise das Denkvermögen beeinflussen, ist damit nicht geklärt, denn auch Spirulina- und vor allem Chlorella-Algen haben eine mindestens ebenso intensive entgiftende Wirkung. So sind zwar bei Spirulina- und Chlorella-Anwendung ebenfalls Verbesserungen der Lern- und Konzentrationsfähigkeit bekannt; von Afa wird jedoch berichtet, dass sie einen noch größeren Einfluss auf unser Bewusstsein hat.

Eine neue These sieht die Ursache für die positive Wirkung von Afa auf unser Gehirn in ihrem hohen Gehalt an Alpha-Linolensäure, aus der unser Körper *DHA*, die *Docosahexaensäure*, herstellen kann; diese ist u.a. ein wichtiger Baustein von Gehirn- und Nervenzellen und Augennetzhaut. Ein Mangel an DHA führt bei Kindern tatsächlich zu Konzentrations-, Lern-, Verhaltens- und Wachstumsstörungen und bei Erwachsenen zu Depressionen, Alterssenilität und der Alzheimer-Krankheit. Aber auch Erkrankungen wie Rheuma und andere Zivilisationsleiden können die Folge sein.

Omega-3-Fettsäuren

Das Geheimnis der vielfältigen Wirkungen von Afa-Algen könnte in dem erwähnten hohen Gehalt an *Alpha-Linolensäure* liegen, die zu den essenziellen, also lebensnotwendigen mehrfach ungesättigten Fettsäuren gehört. Spirulina enthält vor allem die ebenfalls lebensnotwendige *Gamma-Linolensäure*. Bisher liegen zwar nur einzelne vergleichende Messungen der jeweiligen Mengenanteile in Afa- und Spirulina vor, aber es scheint so, als wären die Verhältnisse der beiden Linolensäuren bei diesen beiden Algen tatsächlich genau umgekehrt. Interessant ist nun, dass die Alpha-Linolensäure zu den Omega-3-Fettsäuren gehört, die etwa auch im Lachsöl enthalten sind. Sie sollen das Herz schützen und so für die überdurchschnittliche Gesundheit der Eskimos verantwortlich sein; die Gamma-Linolensäure aber ist eine *Omega-6-Fettsäure*. Alpha-Linolensäure und Gamma-Linolensäure sind im Stoffwechsel Ausgangsstoffe für verschiedene Substanzen. So entstehen aus der Alpha-Linolensäure die Eicosapentaensäure (EPA) und daraus bestimmte Gewebshormone und das bereits erwähnte gehirnaktive DHA, die entzündungshemmend wirken und die Blutgefäße erweitern. Aus der

Gamma-Linolensäure entstehen zunächst entzündungshemmende Prostaglandine (PEG 1), aber – wenn deren Synthese stoffwechselbedingt gestört ist – auch die Arachidonsäure, eine andere Omega-6-Fettsäure, die der Körper zwar braucht, die aber in Schweinefleisch und Eigelb schon in hohen Konzentrationen enthalten ist. Und hier liegt die Gefahr, denn aus dieser entstehen wiederum Gewebshormone, welche die Blutgefäße verengen, Entzündungen ankurbeln und die Immunaktivitäten abschwächen – also genau das Gegenteil bewirken.

Unser Organismus braucht aber beide Fettsäuren und deren Folgeprodukte, um ein ausgewogenes Gleichgewicht in Stoffwechsel und Immunsystem herstellen zu können. Ideal wäre in unserer täglichen Nahrung ein Verhältnis von Omega-6- und Omega-3-Fettsäuren von 5 zu 1. Vor allem durch zu hohen Fleischkonsum liegen die tatsächlichen Mengen in unserer Kost jedoch bei 20–50 zu 1 Anteilen. In der traditionellen Ernährung der Eskimos hingegen ist das Verhältnis fast 1 zu 1, denn Seefische aus kalten Meeresregionen, welche die überwiegende Kost der Eskimos darstellen, enthalten hohe Mengen an Omega-3-Fettsäuren und sind für unsere Nahrung neben Leinöl die einzige Quelle für größere Mengen dieser seltenen lebenswichtigen Fettsäure. Hier bieten die Afa-Algen eine interessante Ergänzung zum Seefisch und zu Lachsöl-Kapseln als Nahrungsergänzung: Sie ersetzen zumindest eine der mindestens 2–3 Seefischmahlzeiten pro Woche, die laut „Deutscher Gesellschaft für Ernährung" für eine ausreichende Versorgung nötig wären. Allerdings können Mengen, wie sie heute zur Therapie von entzündlichen Darmerkrankungen, Alzheimer-Krankheit und anderen schweren Erkrankungen bei Medikamenten eingesetzt werden, die Omega-3-Fettsäuren enthalten, durch Afa-Algen erst bei einer täglichen Dosis von 100 Gramm erreicht werden. Viele praktische Erfahrungen aber sprechen dafür, dass eine weitaus geringere Dosis Afa-Algen nötig ist, um ähnliche Wirkungen zu erzielen – der Grund hierfür soll im natürlichen Verbund der Omega-3-Fettsäuren mit vielen anderen Vitalstoffen liegen.

Ein erhöhter täglicher Bedarf an Omega-3-Fettsäuren besteht während der Schwangerschaft und in der Stillzeit, da die Muttermilch diese Fettsäuren in hohen Mengen enthält; außerdem bei Heranwachsenden sowie bei Allergien, Neurodermitis, Psoriasis, Rheuma, Alzheimer-Krankheit, Diabetes, Multipler Sklerose und chronischen Leber- und Gallenerkrankungen. Die Folgen eines Mangels an Omega-3-Fettsäuren können Schwangerschaftskomplikationen und Störungen der geistigen Entwicklung und des Sehvermögens beim Säugling sein. Vor allem bei Heranwachsenden können Konzentrations-, Lern-, Verhaltens- und Wachstumsstörungen auftreten. Außerdem typisch für Mangelzustände sind eine trockene, schuppige Haut; Ekzeme und Hautentzündungen, eine erhöhte Infektanfälligkeit; Muskelschwäche, Depressionen, Alterssenilität, Bluthochdruck, Asthma und andere Zivilisationskrankheiten.

TIPP

So nutzen Sie die Wirkstoffe der Omega-3-Fettsäuren optimal: Für den Umbau der Alpha-Linolensäue in EPA (Eicosapentaensäure) und in das Gehirn aktivierende DHA benötigt der Körper Vitamin B_6 und B_2, Zink, Magnesium und Vitamin C und E. Vergleichen Sie die Menge dieser Inhaltsstoffe in Produkten verschiedener Afa-Anbieter und wählen Sie das mit den höchsten Anteilen aus. Durch unterschiedliche Trocknungs- und Verarbeitungsverfahren können die Mengen an Vitalstoffen sehr unterschiedlich sein.

Die Inhaltsstoffe im Vergleich

Dr. Gabriel Cousens, praktischer Arzt, Psychiater und früherer

Berater des Ministeriums für geistige Gesundheit im US-Bundesstaat Kalifornien, stellte einen Vergleich zwischen der Wirkung von Afa- und Spirulina-Algen an. Seinen langjährigen ärztlichen Erfahrungen zufolge unterstützen Afa-Algen alle Ge- hirnfunktionen und Spirulina die allgemeinen Körperfunktionen. Zu ähnlichen Ergebnissen kam der Österreicher Dr. Christian Steiner, Arzt und Erfinder eines Bioresonanzgerätes. Seinen Tests zufolge fördert Afa das abstrakte Denkvermögen und die Verarbeitung von emotionalen und seelischen Problemen, Spirulina hingegen unterstützt Organe und Bindegewebe.

Kann eine so unterschiedliche Wirkung der verschiedenen Mikroalgen auch an bestimmten Inhaltsstoffen festgemacht werden? Die meisten Berichte über Afa-Algen stellen den hohen Gehalt an essenziellen, also lebensnotwendigen Aminosäuren heraus. Tatsächlich wird vielen der essenziellen und nichtessenziellen Aminosäuren ein besonderer Einfluss auf Nervensystem und Gehirn zugeschrieben:

- *Tryptophan* etwa ist am Aufbau des Neurotransmitters Serotonin beteiligt und hebt dadurch die Stimmung, lindert Nervosität, Angst und Stress.
- *Phenylalanin* wird als Neurotransmitter wirksam, stärkt die geistige Beweglichkeit, verbessert das Gedächtnis und lindert Depressionen.
- *Methionin* hilft bei Depressionen sowie Erschöpfung und wird bei der Behandlung von Parkinson und Schizophrenie eingesetzt.
- *Lysin* verbessert das Konzentrationsvermögen.
- *Valin* fördert ebenfalls die Konzentrationsfähigkeit.
- *Glutaminsäure* stärkt über den Aufbau von Neurotransmittern das Gedächtnis, die Denk- und Konzentrationsfähigkeit und insgesamt die Leistungsfähigkeit des Gehirns.
- *Glycin* wird für die Funktion des gesamten zentralen

Nervensystems benötigt, ein Mangel wird als Ursache für die Alzheimer-Krankheit diskutiert.

- *Tyrosin* ist an der Gedächtnisleistung beteiligt und kann die Stimmung aufhellen.
- *Prolin* verbessert die Lernfähigkeit.
- *Asparaginsäure* fördert das Gleichgewicht im zentralen Nervensystem.
- *Serin* und sind an Regeneration und Wachstum der Hirnzellen beteiligt. Serin kann als antipsychotisches Mittel wirken und Taurin trägt zum gesunden Funktionieren des Nervensystems bei.

Vergleicht man aber, wie viel der oben aufgeführten Aminosäuren in Afa-Algen, Spirulina und Chlorella enthalten sind, so können die Unterschiede in den durchschnittlichen Konzentrationen bei den drei Mikroalgen geringer sein als die Differenzen bei unterschiedlichen Anbietern ein und derselben Mikroalge. Daher ist der Gehalt an Aminosäuren allein wohl kaum die Ursache für eine besondere Wirkung auf die Gehirnfunktionen.

Beta-Carotin wird auch als Wirkgeheimnis ins Feld geführt. Es wurde als Antioxidanzie („Fänger" von freien Radikalen) und Schutz vor Arteriosklerose und Krebs bekannt, ist aber keine Substanz, die allein auf das Gehirn wirkt, sie wirkt vielmehr auf den gesamten Organismus. Ein Vergleich der in den drei Mikroalgen enthaltenen Mengen ist nur unter Einschränkung möglich, denn bei Afa-Algen weisen die Hersteller allein den Gehalt an Beta-Carotin und nicht zusätzlich die Menge an Gesamt-Carotinoiden aus. Wenn sich die angegebene Menge tatsächlich nur auf Beta-Carotin bezieht, so enthält Afa fast das Dreifache wie Spirulina und gar das Sechsfache wie Chlorella. Schließt die Angabe aber die Gesamtmenge an Carotinoiden ein, dann enthält Chlorella knapp mehr als Afa, Spirulina mehr als doppelt so viel wie Afa.

Ob der beschriebene unterschiedliche Gehalt an Alpha- und Gamma-Linolensäure der wahre Schlüssel zum Geheimnis der Wirkung von Afa ist, muss von Wissenschaftlern erst noch eingehender untersucht werden.

Im weiteren Vergleich der Inhaltsstoffe mit Spirulina und Chlorella enthalten Afa-Algen etwa doppelt so viel Kohlenhydrate. Die Menge an Vitamin B_6 (das wichtig ist für die Aufnahme und den Transport von Aminosäuren) ist rund ein Drittel höher als bei Spirulina und entspricht etwa der von Chlorella. Afa enthält sechsmal so viel Biotin, das für den Aufbau von Amino- und Fettsäuren bedeutsam ist, zehnmal so viel von der für die Bildung von DNS-Nukleinsäuren nötigen Folsäure und sechsmal so viel (von der in der Nahrung allerdings sehr häufigen) Pantothensäure. Afa-Algen enthalten außerdem Vitamin C, sogar mehr als Chlorella, in Spirulina fehlt es meist völlig.

Nur halb so groß wie bei Spirulina sind die Anteile an dem für die Leberfunktion wichtigen Inositol in Afa-Algen, welches das Immunsystem stärkt und sogar gegen Krebszellen wirksam ist. Geringer als bei Spirulina sind auch die Mengen der wichtigen Spurenelemente Zink, Eisen, Kupfer und Chrom. Außerdem enthält Afa deutlich weniger Magnesium und Kalzium. Der Gehalt an Phosphor und Natrium ist ebenfalls geringer als bei Spirulina, was jedoch positiv zu bewerten ist, da dies ein Hinweis auf eine geringere Belastung durch Dünger darstellt, was in dem natürlichen Wildwuchs begründet liegt. Durch unsere gesalzenen Speisen nehmen wir meist sowieso schon zu viel Natrium auf.

In Afa-Algen finden sich in der Regel höhere Anteile an Bor, das für ein störungsfreies Zusammenwirken von Kalzium, Magnesium und Vitamin D zur Verhinderung von Osteoporose nötig ist und die Leistungsfähigkeit des Gehirns steigert; Germanium, dem bedeutende energetisierende und heilende Wirkungen zugeschrieben werden; Kobalt, das Anämie vorbeugt, und Vanadium, welches dem Hormon Insulin ähnliche Wirkungen hervorrufen kann und die Ablagerung von Cholesterin verringert.

Über die Gesamtmenge an Chlorophyll und allen anderen Pigmenten in der Afa-Alge liegen keine Angaben vor.

TIPP

Das Ganze ist mehr als die Summe seiner Teile, das zeigen die Vergleiche zwischen Afa, Spirulina und Chlorella immer wieder deutlich. Es bestehen zwar messbare Unterschiede in ihrer Zusammensetzung, jedoch sind diese mitunter geringer als die zwischen verschiedenen Anbietern der gleichen Mikroalge. Wählen Sie daher das Afa-, Spirulina- oder Chlorella-Produkt mit den meisten Mineralien, Spurenelementen, einem hohen Anteil an Chlorophyll und anderen Farbpigmenten, Amino- und Fettsäuren. Liegen der Verpackung keine Analysen des Herstellers bei, dann wählen Sie das Produkt, dem keine Zusatzstoffe beigefügt sind. Ein gutes Qualitätskriterien sind zudem die dunkle, blaugrüne Farbe und ein vergleichsweise milder Geschmack.

IV • Chlorella – Pures Chlorophyll

Chlorella ist eine echte einzellige Alge, etwa von der Größe eines roten Blutkörperchens, und gehört nicht zu den Cyanobakterien wie Spirulina- und Afa-Algen. Anders als diese hat Chlorella daher eine mehrschichtige Zellwand, einen Zellkern, in dem sich die DNS befindet, und so genannte „Chloroplasten“, in denen das Chlorophyll konzentriert vorliegt. Die Zellwand ist normalerweise schwer verdaulich und wird daher durch einen speziellen mechanischen Verarbeitungsprozess aufgeschlossen.

Diese Algen stehen also den Pflanzen weit näher als die blaugrünen Mikroalgen; sie gehören zu den Grünalgen und wachsen als Süßwasseralgen in Teichen und Tümpeln. Von dem Dutzend verschiedener Chlorella-Arten wird allein *Chlorella pyrenoidosa* zur Nahrungsergänzung verwendet. Sie hat den höchsten Chlorophyll-Gehalt aller Lebewesen auf der Erde – im Vergleich zu Afa und Spirulina das Zwei- bis Vierfache (je nach Hersteller). Und an ihr entdeckte Dr. Melvin Calvin die Photonsynthese.

Entgiften mit Chlorella

Wissenschaftliche Studien zur Wirkung von Chlorella auf den Organismus und unzählige Praxisberichte von Ärzten belegen, dass die Mikroalge sehr gut zum Ausleiten von Schwermetallen und chlorierten Kohlenwasserstoffen wie Pestiziden und Insektiziden geeignet ist. Bekannt wurde die in der Praxis bewährte *Entgiftungskur nach Dr. Klinghardt*, die insbesondere dann eingesetzt wird, wenn alte Amalgamfüllungen in den Zähnen durch Gold-, Keramikfüllungen o.ä. ersetzt werden. Die Einnahme von Chlorella kann den fatalen Kreislauf zwischen der Ausfilterung und Ausscheidung von Schwermetallen durch die Leber und deren späterer Wiederaufnahme im Darm sehr wirksam unterbrechen, denn die Mikroalgen binden die Schwermetalle im Verdauungstrakt bis zur Ausscheidung. Auf diese Weise werden beispielsweise über 90 Prozent des in den Körper und ins Blut gelangenden Quecksilbers (etwa aus den Zahnfüllungen aus Amalgam) über den Darm ausgeschieden. Die in Chlorella enthaltenen Substanzen gelangen in die Blutbahn, „fahnden" so nicht nur im Darm, sondern im gesamten Körper nach im Gewebe abgelagerten Schwermetallen und leiten sie über den Darm aus. Ins Gehirn allerdings gelangen Chlorella-Wirkstoffe kaum, weshalb in der Entgiftungskur nach Klinghardt zusätzlich Bärlauch und Koriander eingesetzt werden.

Zur Nahrungsergänzung werden täglich 3–4 Gramm Chlorella eingenommen, am besten dreimal täglich vor dem Essen.

Bei einer Entgiftungskur nach Dr. Klinghardt steigert man diese tägliche Menge nach einer Woche so lange, bis die Verdauung zu rebellieren beginnt oder Kopfschmerzen, Schwindelgefühle, depressive Verstimmungen oder abnorme Müdigkeit eine zu intensive Mobilisierung der Schwermetalle und Umweltgifte anzeigen – hiermit ist die persönliche „Verträglichkeitsdosis" überschritten. Hat man diese Menge (etwa am zehnten Tag) erreicht, nimmt man am folgenden Tag die zehnfache Dosis davon, was durchaus 90 oder 100 Tabletten am Tag sein können – diese enorme Menge wird paradoxerweise wieder besser vertragen. Danach nimmt man zwei Tage lang nichts ein, dann beginnt man wieder von vorn mit der anfänglichen Dosis.

Neben der Funktion als Entgiftungsmittel stärkt Chlorella auch das Immunsystem. Sie fördet die Wundheilung und unterstützt die Leberfunktion. Chlorella reguliert den Stuhlgang, unterstützt die gesunde Darmflora und vertreibt nach und nach die krank machenden Candida-Pilze aus dem Darm.

TIPP

Sie können die entgiftende Wirkung von Chlorella durch Bärlauch und Koriander oder Cystus-Tee und Ling-Zhi-Pilztee unterstützen. Außerdem helfen spezielle alchemistische Essenzen, insbesondere aus Gold und Silber, bei der Ausleitung von Schwermetallen und Umweltgiften.

Die Inhaltsstoffe im Vergleich

Chlorella ist der unangefochtene Star unter den „Chlorophyll-Trägern". Keine Pflanze enthält so viel davon wie sie! *Chlorophyll* hat unglaublich positive Wirkungen auf die Gesundheit, angefangen von der Regulation der Darmtätigkeit, der Linderung von prämenstruellen Schmerzen bis zur Stimmungsaufhellung und Harmonisierung des Blutdrucks.

Dafür fehlen Chlorella andere Pigmente wie Phycocyanine, die in Spirulina den Gehalt an Chlorophyll um das Vier- bis Vierzehnfache (je nach Hersteller) übersteigen. Chlorella beinhalten nur rund die Hälfte Carotinoid-Farbstoffe allgemein und Beta-Carotin im Besonderen, verglichen mit Spirulina. Der Gesamtanteil an den gesundheitlich wertvollen Pigmenten einschließlich Chlorophyll ist im Vergleich zu Spirulina etwa ein Viertel geringer. Der Gehalt an *Nukleinsäuren*, jenen spiralförmigen DNS- und RNS-Bausteinen, ist aber etwa dreimal so hoch wie in Spirulina; der an Aminosäuren etwa gleich, aber die Menge an Fettsäuren ist fast doppelt so hoch wie bei Spirulina und Afa (u.a. ist auch die Menge an *Gamma-Linolensäure* etwa doppelt so hoch wie in Spirulina).

Chlorella enthält etwas mehr Vitamin B_6 als Spirulina und Afa-Algen, das wichtig ist für die Aufnahme von Aminosäuren im Darm und den Transport im Körper. Es enthält doppelt so viel Vitamin B_2 (Riboflavin) wie Spirulina und fünfmal so viel wie Afa-Algen und deutlich mehr Vitamin B_3 (Niacin) und Vitamin E, hingegen etwas weniger Folsäure(Vitamin B_9), die für die Bildung der DNS-Nukleinsäure nötig ist.

Vitamin C ist mit 22 Milligramm pro 100 Gramm in nennenswerter Größe vorhanden, wohingegen es in Spirulina ganz und gar fehlt.

Außerdem hat Chlorella etwa den Dreifachen *Inositol*-Anteil von Spirulina, das für die Funktion der Leber wichtig ist. Biotin, das der Organismus für den Aufbau von Amino- und Fettsäuren einsetzt, ist in Chlorella vorhanden, wird jedoch auch von körpereigenen Darmbakterien hergestellt. Die Menge an Mineralstoffen und Spurenelementen ist in Chlorella ca. ein Viertel geringer als in Spirulina; dabei sind vor allem Kalzium, Kalium, Magnesium und Natrium zu nennen. Es enthält allerdings mehr Phosphor, was jedoch nicht wünschenswert ist, da es im Falle von gezüchteten Algen ein Hinweis darauf ist, dass Düngemittel verwendet wurden. Deutlich geringer sind auch die Anteile an Zink, Eisen, Selen, Chrom und Mangan; allein der Gehalt an *Kupfer* übersteigt den in beiden anderen Mikroalgen um etwa das Doppelte.

In ihren Zellwänden enthält Chlorella zudem *Sporopollein*, das für seine entgiftende Wirkung wichtig ist. Diese Substanz bindet Schwermetalle und Umweltgifte wie Insektizide, Pestizide und schädliche Lösungsmittel und verhindert so, dass die aus den Zellen gelösten Gifte im Enddarm wieder aufgenommen werden. Das macht diese Alge in jeder Fasten-, Entgiftungs- und Ausleitungskur unentbehrlich.

Einzelne Hersteller verweisen zudem auf den Gehalt an einer CGF (*Chlorella Growth Factor*) genannten Substanz, die sich im Zellkern befinden soll. Es soll sich dabei nicht um Nukleinsäuren handeln und dennoch soll CGF stolze 3 Prozent der Gesamtinhaltsstoffe ausmachen. Fest steht in jedem Fall, dass Chlorella die körperliche Leistungsfähigkeit steigert und entgiftet. In Versuchen mit Mäusen wurde deren Lebensdauer durch Chlorella um ein Drittel verlängert und das Wachstum von Tumoren, insbesondere bei Leukämie, Leber- und Brustkrebs, gebremst. Vielleicht eher in Ermangelung einer einzigen Wirksubstanz nannten Wissenschaftler das, was in Chlorella wirkt, kurz „CGF".

VI • Anwendungen und Rezepte

Welche Mikroalge ist für mich die richtige?

Jede der drei Algen hat eine eindrucksvolle Palette an positiven Wirkungen und wertvollen Vitalstoffen aufzuweisen. Woher aber weiß ich, welche ich wirklich benötige? Die bisherigen Studien, Tests und Praxiserprobungen von Spirulina, Chlorella und Afa-Algen haben viele Überschneidungen in der Anwendung erbracht. So entgiften sie alle den Körper von Schwermetallen, stärken das Immunsystem, die Vitalität insgesamt und das Denkvermögen; dafür können je nach Alge durchaus verschiedene Stoffe verantwortlich sein. Dennoch kommen viele Untersuchungen und Anwender zu dem Schluss, dass tatsächlich jede der drei Mikroalgen in einem Bereich ein wenig besser ist als die anderen:

- Bei Spirulina steht die körperliche Vitalisierung im Vordergrund,
- bei Afa-Algen die positive Wirkung auf Gehirn und Nervensystem und
- bei Chlorella die entgiftende Wirkung.

Um diese Erfolge erzielen zu können, sind recht unterschiedliche Mengen nötig, die bei einer gezielten Entgiftung tageweise als eine Art "Stoßtherapie" um das Zehn- bis Zwanzigfache überschritten werden. Als einfache Nahrungsergänzung nehmen Sie:

- 2-4 Gramm Spirulina oder
- 2-4 Gramm Chlorella oder
- 1-3 Gramm Afa-Algen.

Diese Mengen sollten je nach Körpergröße und Gewicht und bei Schwächung durch Erkrankungen bis auf das Doppelte erhöht werden. Sie können die Wirkkräfte der drei Mikroalgen natürlich auch kombinieren. Es gibt bereits Präparate, die alle drei Mikroalgen enthalten. Wollen Sie eine tief gehende, große Kombinationskur machen, dann nehmen Sie:

- morgens 2 Gramm Spirulina, um die Aktivität anzukurbeln;
- mittags 1 Gramm Afa, um das Gehirn auf Trab zu bringen, und
- abends 2 Gramm Chlorella, um die nächtliche Entgiftungstätigkeit der Leber zu unterstützen.

Am besten ist es, wenn Sie die Mikroalgen als Nahrungsergänzung auf Dauer anwenden, denn es ist nicht anzunehmen, dass sich die Qualität unserer Nahrungsmittel in Zukunft wesentlich verbessern wird. Eine biologische Ernährung ist einer konventionellen in jedem Fall vorzuziehen. Bioprodukte sind mittlerweile sogar in Supermärkten zu finden und ihre lebendige Qualität ist vielfach besser als die gewöhnlicher Nahrungsmittel. Dennoch reichen die darin enthaltenen Vitalstoffe in der Regel nicht aus, um all die negativen Einflüsse aus Umweltverschmutzung, Elektrosmog, Stress, Sinnesüberreizung usw. zu kompensieren. Wer Körper und Geist möglichst lange vital halten will, sollte sich mit dem Gedanken anfreunden, dass er seinem Organismus dafür ein hohes Maß an Vitalstoffen zur Verfügung stellen muss. Die Mikroalgen bieten eine enorme Fülle davon in natürlicher Kombination, ohne aufwändige chemische Bearbeitung und zu relativ erschwinglichen Preisen. Sie müssen selbstverständlich nicht unbedingt als Tabletten eingenommen werden, schließlich sind sie ja wertvolle Lebens- und Nahrungsmittel und keine Medikamente. Im Folgenden werden daher einige Rezepte vorgestellt, durch die Sie Ihren Speiseplan bereichern können, indem Sie die kulinarischen Qualitäten der Algen nutzen. Außerdem finden Sie Anwendungen beschrieben, bei denen die Mikroalgen zur Schönheitspflege bzw. zur Heilung und beim Fasten verwendet werden können (siehe unter "Masken und heilsame Wickel", S. 88 ff., und "Fasten mit Mikroalgen", S. 71 ff.). Um jedoch auch auf Dauer Gesundheit und Wohlbefinden zu erhalten, sollte eine angemessene, gesunde Kost mit viel Frischkost zur "normalen" täglichen Ernährung werden.

Powerkost für jeden Tag

Ihre vitalisierende Wirkung können die Mikroalgen am besten entfalten, wenn Ihre gesamte Ernährung viele Vitalstoffe und Biophotonen enthält. Hierfür sind folgende Ernährungsregeln zu beachten:

- Nehmen Sie frisches Gemüse, Salate und reifes Obst der Saison sowie Sprossen und Keimlinge zu sich. Gemeinsam sollten diese etwa 70 Prozent der täglichen Nahrung ausmachen. Empfehlenswert ist dabei ein roh genossener Anteil von etwa 50 Prozent - im Sommer mehr, im Winter etwas weniger. Die restlichen 30 Prozent sollten sich aus anderen Nahrungsmitteln wie Vollkornprodukten, Fetten, Milchprodukten und Fleisch zusammensetzen.
- Würzen Sie Ihre Gerichte mit den möglichst frischen Gewürzen, die auch in der traditionellen Küche üblich sind, Bohnen also mit Bohnenkraut, Kohlgerichte mit Kümmel usw. Die in den Gewürzen enthaltenen Enzyme erleichtern die Verdauung.
- Essen Sie pro Mahlzeit nur geringe Mengen Schafs- und Ziegenkäse, eventuell auch Fleisch (am besten von Tieren aus kontrolliert biologischer bzw. artgerechter Tierhaltung). Zudem sollten Sie den Konsum von Produkten aus Kuhmilch und Fisch (vor allem wegen dessen Schwermetallbelastung) reduzieren.

- Verwenden Sie Honig, getrocknete Früchte und Vollkornprodukte, hingegen möglichst weder Fabrikzucker noch Produkte aus Weißmehl.
- Kaufen Sie Lebensmittel aus kontrolliert biologischem Anbau.
- Den Konsum von Genussmitteln wie Kaffee, Schwarztee, Alkohol und Nikotin sollten Sie stark einschränken, möglichst sogar ganz darauf verzichten.
- Genießen Sie regelmäßig Enzym-Getränke wie Kombucha, Kefir und Brottrunk (bei Fertiggetränken nur solche, die nicht erhitzt sind) oder andere Produkte, die gesunde lebende Mikroorganismen enthalten.
- Trinken Sie regelmäßig hochwertiges mineralstoffarmes, also "weiches" Wasser – entweder hochwertige Flaschenwässer oder mit einem Heimgerät gefiltertes und zusätzlich energetisiertes Leitungswasser.

Fasten mit Mikroalgen

Wollen Sie Ihrem Körper beim gesunden Fasten Gutes tun, indem Sie ihn durch die Einnahme von einer der drei Mikroalgen (oder alle drei Sorten gemischt) unterstützen, so kann das in ganz unterschiedlicher Form geschehen, etwa

- als Kurzzeitfasten: Nehmen Sie 1-2 Tage lang etwa 10-20 Gramm Spirulina, Afa-Algen oder Chlorella in Form von Tabletten und/oder Shakes (siehe unter "Grüne Shakes und bunte Suppen", S. 74 ff.) und reichlich mineralstoffarmes Wasser oder dünne Kräutertees zu sich. Besonders effektiv ist dies an Vollmond- und Neumondtagen;
- als zweiwöchiges Saftfasten: Trinken Sie täglich 1-2 Shakes nach Wahl über den Tag verteilt langsam in kleinen Schlucken – dabei gut "kauen"! Nehmen Sie zwischendurch viel mine-

ralstoffarmes Wasser, dünne Kräutertees oder frisch gepresste Säfte zu sich (die Sie im Verhältnis 1 zu 1 mit mineralstoffarmem Wasser verdünnen). Das ist keine "Null-Diät", der Körper erhält auf diese Art alle wesentlichen Nähr- und Vitalstoffe in leichter, schnell verdaulicher Form. So kann er besonders effektiv entgiften, entschlacken und regenerieren. Besonders wirkungsvoll ist eine solche Kur in den 2 Wochen nach Vollmond;

- als schonende Vitalkur: Ersetzen Sie alle Mahlzeiten am Tag nach und nach durch einen Shake. Die verbleibenden Mahlzeiten sollten aus Gemüse, Salaten und Obst bestehen (auf Fleisch und Milchprodukte verzichten Sie am besten ganz). In den ersten 3 Tagen trinken Sie 1 Shake, vom 4. bis 7. Tag 2 Shakes, vom 8. bis zum 21. Tag 3 Shakes (jetzt nehmen Sie also keine andere Mahlzeit mehr zu sich). Vom 22. bis zum 26. Tag essen Sie als eine der 3 Mahlzeiten wieder Gemüse oder Obst, je nach Appetit, und ersetzen die beiden anderen Mahlzeiten weiterhin durch Shakes. Vom 27. bis 30. Tag trinken Sie nur noch einen Shake. Erst danach können Sie wieder langsam zu einer Kost mit mehr Fleisch und Milchprodukten zurückkehren, wenn Sie möchten.

Während des Fastens helfen Leberwickel (siehe unter "Masken und heilsame Wickel", S. 88 ff.) dabei, den Körper zu entgiften. Wenden Sie diese möglichst täglich an, jeweils mittags bei mindestens einer halben Stunde Mittagsruhe.

Um eventuelle unangenehme Entgiftungserscheinungen zu vermeiden, sollten zudem folgende Fastenregeln beachtet werden:

- Meiden Sie zur Vorbereitung 3 Tage lang (und natürlich auch während der Kur!) jegliche Genussmittel wie Kaffee, Alkohol und Schokolade sowie tierisches Eiweiß; nehmen Sie vermehrt Frischkost aus Gemüse und Obst zu sich.

- Nehmen Sie sich zum Fasteneinstieg einen Tag Zeit für die Darmentleerung und -reinigung. Lösen Sie dazu 1-3 gehäufte Teelöffel Glaubersalz oder F.X.-Passagesalz in 1/4 Liter warmem, zuvor abgekochtem Wasser auf und trinken Sie das Ganze zügig. Trinken Sie nicht mehr als 1/4 Liter Kräutertee nach. Nach 1-3 Stunden reagiert der Körper mit einer gründlichen Darmentleerung, trinken Sie nun viel leichten Kräutertee. Je nach Konstitution kann die Abführwirkung bis zu 3 Stunden andauern.
- Die Fastenzeit beginnt morgens mit der Einnahme von Heilerde (eine besonders energiereiche bewährte Heilerde ist das "Würenloser Heilgestein-Pulver", auch "Aion A" genannt). Rühren Sie dazu 1 Teelöffel in ein großes Glas Wasser ein. Etwa 1/2 Stunde später können Sie den ersten Shake langsam "kauend" zu sich nehmen. Den Tag über bitte viel trinken! Während der Fastenzeit ist es unbedingt nötig, auf regelmäßigen Stuhlgang zu achten, damit die Giftstoffe ausgeschieden werden können. Sollte er ausbleiben, sorgen Sie unbedingt morgens wie zu Fastenbeginn mit Glaubersalz oder F.X.-Passagesalz für eine Darmentleerung.
- Das abschließende Fastenbrechen ist genauso wichtig wie das Fasten selbst. 3-5 Tage lang sollte man ausschließlich Frischkost, ergänzt durch 4-10 Gramm Spirulina oder Chlorella oder 2-3 Gramm Afa-Algen täglich zu sich nehmen. Zur zusätzlichen Regenerierung der Darmflora können Sie 1 Glas Brottrunk (ein vitalstoffreiches Enzym-Gärgetränke) über den Tag verteilt trinken – eventuell mit Wasser oder Apfelsaft verdünnen. Das Getränk enthält viele lebende Milchsäurebakterien, die beim Aufbau der

Darmflora helfen.

- Und nach dem Fasten sollte man sich möglichst so ernähren, wie unter "Powerkost für jeden Tag" (S. 70 ff.) beschrieben. In jedem Fall ist es sinnvoll, die Nahrungsergänzung mit den Mikroalgen noch mindestens 3-6 Monate lang beizubehalten, damit sich der Körper vollständig regenerieren kann.

TIPP

Sollten Sie mit Spirulina oder Afa fasten, vermeiden Sie unangenehme Haut- oder Darm-Reaktionen durch gelöste Schlackenstoffe und Gifte, indem Sie zusätzlich 2-4 Gramm Chlorella einnehmen. Unterstützen Sie Ihren Körper während des Fastens durch tägliche leichte Bewegung wie Schwimmen, Radfahren oder Spaziergänge. Nehmen Sie zudem alle 3 Tage ein 1-stündiges Entschlackungsbad mit Totem-Meer-Salz, in das Sie zusätzlich 2 Teelöffel Natron geben (das Wasser sollte einen basischen pH-Wert von 8,4 haben; entsprechende Indikatorstreifen, mit denen Sie den pH-Wert messen können, erhalten Sie in der Apotheke). Nehmen Sie täglich morgens 10 Tropfen Gold-Essenz, Aurum Potabile, und abends 10 Tropfen Silber-Essenz, Argentum Potabile, ein, um die Umweltgifte überall im Körper zu binden und auszuleiten und zur zusätzlich Aktivierung und Vitalisierung.

Grüne Shakes und bunte Suppen

Die wertvollen Vitalstoffe in Spirulina-, Chlorella- und Afa-Algen sind hitzeempfindlich, deshalb sollte das Algenpulver stets erst nach dem Kochen hinzugegeben werden – wenn die Speisen fast mundgerecht abgekühlt sind. Auf Backrezepte wurde aus diesem Grund verzichtet.

Sie können alle Rezepte grundsätzlich mit Spirulina, Chlorella oder Afa-Algen zubereiten. Meist wird jedoch Spirulina-Pulver als am schmackhaftesten empfunden.

Mixgetränke

Die Mixgetränke eignen sich als schnelle Zwischenmahlzeit oder ersetzen in den hier angegebenen Mengen von etwa 1 Liter eine vollständige Mahlzeit für eine Person. Wichtig ist, den Shake in kleinen Schlucken zu trinken und dabei nicht das "Kauen" und damit das Einspeicheln für eine gute Verdauung zu vergessen. Die Getränke eignen sich auch hervorragend für Saft-Fastenkuren, da der Körper durch sie alle wichtigen Vitalstoffe und viel Biophotonen-Energie erhält.

TIPP

Mineralwasser und normales Leitungswasser besitzen meist nur noch wenig Energie und enthalten oft zu viele Mineralien, die die Entgiftung des Körpers und die Aufnahme der wertvollen Inhaltsstoffe der Shakes im Darm behindern können. Verwenden Sie daher mineralstoffarmes (weiches) Wasser oder reinigen und energetisieren Sie Ihr Leitungswasser durch einen speziellen Wasserfilter.

Grundrezept für Mikroalgen-Shakes

Zutaten

1/4 l Obst- oder Gemüsesaft (Apfelsaft nimmt den Algen ihren typischen Geschmack und lässt die jeweiligen Zutaten besser zur Geltung kommen)
1/8 l mineralstoffarmes Wasser
Gewürze (für Obstsäfte: Zimt, Kardamom, Ingwer, Anis, Fenchel und Nelke; für Gemüsesäfte: Cayennepfeffer, Curry, Paprika, Knoblauch, Zwiebel, Petersilienwurzel, Schnittlauch oder andere frische Kräuter)
eventuell 3 über Nacht eingeweichte Feigen oder Datteln (oder 1-2 Stunden eingeweichte Saft-Feigen oder -Datteln) bzw. 1 TL Honig zum Süßen
1 TL-1 EL Mikroalgen-Pulver

Das Mikroalgen-Pulver zuerst mit etwas Wasser im Mixer oder mit dem Pürierstab verquirlen. Danach die Gewürze, das restliche Wasser, und die Feigen oder Datteln zugeben, mit dem gewünschten Saft aufgießen und alles gründlich mixen.

Als Säfte haben sich vor allem bewährt: **die Fruchtsäfte** purer Apfelsaft oder Mischungen wie Apfel-Banane, Apfel-Birne, Apfel-Heidelbeere, Apfel-Pfirsich, Pfirsich-Mango-Banane;
die Obst-Gemüse-Kombinationen Apfel-Karotte, Apfel-rote Bete, Apfel-Grünblatt (z.B. Salate und Grünkräuter), Apfel-Gurke, Apfel-Sellerie, Apfel-Staudensellerie;
die Gemüsesaft-Mischungen Karotte-Sellerie, Karotte-rote Bete sowie purer Karottensaft.

TIPP

Hochwertige Obst- oder Gemüsesäfte für Shakes stellen Sie am besten selbst mit Ihrem Entsafter her. Diese frisch gepressten Säfte sind reich an Vitaminen, Enzymen und anderen Vitalstoffen, die bei der Lagerung verloren gehen. Dazu sollten Sie Obst und Gemüse aus kontrolliert biologischem Anbau verwenden, da dieses mehr Biophotonen, also Lichtenergie, besitzt. Ersatzweise sollten hochwertige Fertigsäfte im Naturkostladen oder Reformhaus gekauft werden.

Bananen-Apfel-Shake

(ca. 320 kcal)

Zutaten

1 Banane
1/2 Apfel
1/8 l Apfelsaft
2 Msp. Zimt
2 geh. TL Mikroalgen-Pulver
1/4 l mineralstoffarmes Wasser

Den Apfelsaft in den Mixer gießen, Mikroalgen-Pulver und Zimt hinzufügen. Darauf das klein geschnittene Obst geben (die Schichtung bewirkt meist, dass das Algenpulver beim Einschalten nicht sofort an den Mixerdeckel geschleudert wird und dort kleben bleibt). Zuletzt mit dem Wasser aufgießen und alles gründlich mischen.

Variation: 1 EL Süßmolkepulver hinzugeben.

Gemüse-Shake

(ca. 210 kcal)

Zutaten

2 Karotten (oder 1/8 l Karottensaft)
1 gedünstete rote Bete (oder 1/8 l Saft; statt roter Bete kann auch 1 gedünstete Fenchelknolle verwendet werden)
1/2 Apfel
1/4 Salatgurke
1/4 Sellerie
1/2 Knoblauchzehe
2 geh. TL Mikroalgen-Pulver
ca. 1/8 l mineralstoffarmes Wasser

Mikroalgen-Pulver mit etwas Wasser anrühren. Das Gemüse und den halben Apfel schälen und klein schneiden. Zusammen mit dem Knoblauch zu dem Mikroalgen-Brei geben, mit dem restlichen Wasser auffüllen und gründlich pürieren.

Gurken-Shake

(ca. 180 kcal)

Zutaten

1/2 Salatgurke
2 TL Tahin (Sesammus)
1 Prise Salz (entfällt bei gesalzenem Tahin)
2 geh. TL Mikroalgen-Pulver
1/4 l mineralstoffarmes Wasser

Mikroalgen mit etwas Wasser im Mixer verquirlen. Danach die klein geschnittene Gurke, das Tahin, das restliche Wasser und eventuell eine Prise Salz zugeben und gründlich pürieren.

Kombucha-Shake

(ca. 170 kcal)

Zutaten

1/8 l Kombucha (je nach Säuregrad evtl. weniger)
1 Banane, klein geschnitten, und/oder
1 EL aromatischer Honig (z.B. Kastanien-, Buchweizen- oder Manukahonig)
1 Msp. Zimt oder Kardamom
2 geh. TL Mikroalgen-Pulver

1/2 l mineralstoffarmes Wasser

Alle Zutaten im Mixer gründlich vermischen.

Nuss-Shake

(ca. 580 kcal)

Zutaten

70 g Mandeln oder Haselnüsse oder 50 g Sesam oder Kokosnuss, fein gemahlen (ersatzweise 3 EL fertiges Nussmus oder Tahin)
3 zuvor über Nacht eingeweichte Feigen (oder 1-2 Stunden eingeweichte Saft-Feigen) bzw. 1 EL Honig
eventuell 1/2 Apfel, klein geschnitten
2 geh. TL Mikroalgen-Pulver
1/2 l mineralstoffarmes Wasser

Nüsse bzw. Nussmus oder Tahin, Mikroalgen-Pulver, Feigen und eventuell den halben Apfel zunächst mit der Hälfte des Wassers gründlich mixen. Danach das restliche Wasser aufgießen und noch einmal durchmischen.

Papaya-Avocado-Shake

(ca. 420 kcal)

Zutaten

1/2 Papaya
1/2 Avocado
1/2 TL frischer Ingwer, gerieben
10-20 Papayakerne
1/2 TL Anispulver
2 geh. TL Mikroalgen-Pulver
1/2 l mineralstoffarmes Wasser

Papaya und Avocado halbieren, die Kerne entfernen und das Fruchtfleisch klein schneiden. 10-20 Papayakerne, Ingwer und Anis mit etwas Wasser im Mixer pürieren. Mikroalgen-Pulver hinzugeben, darauf die Papaya- und Avocado-Stückchen schichten und mit dem restlichen Wasser auffüllen. Alles gründlich durchmixen.

Sprossen-Shake

ca.160 kcal)

Zutaten

2 Tassen Keimlinge, gemischt nach Wahl (Alfalfa, Kresse,

Radieschen, Quinoa, Amaranth, Senf, Sonnenblumen, Gerste, Weizen, Dinkel ...)
1/8 l Gemüsesaft
1/2 Apfel, klein geschnitten
1 Prise Meersalz
2 geh. TL Mikroalgen-Pulver
1/4 l mineralstoffarmes Wasser

Keimlinge, Apfel und Gemüsesaft in den Mixer geben und gemeinsam mit dem Mikroalgen-Pulver gut durchmischen. Das Wasser und eine Prise Salz hinzufügen und nochmals gründlich mixen.

Sekt-Cocktail

ca. 300 kcal)

Zutaten

1/8 l Pfirsichsaft
trockener Sekt
1/2 TL Mikroalgen-Pulver

Mikroalgen-Pulver und Pfirsichsaft sorgfältig vermischen. Sekt in die Gläser gießen und jeweils 1-2 Teelöffel der grünen Mischung hinzugeben.

Brotaufstriche

Nusscreme

(ca. 80 kcal pro Esslöffel)

Zutaten

150 g Sonnenblumenkerne
150 g Mandeln
50 g Sesam
1 EL Honig
1 Msp. Zimt
2 TL Mikroalgen-Pulver

Sonnenblumenkerne und Mandeln über Nacht einweichen, durchspülen und einige Stunden ankeimen lassen. Danach alle Zutaten im Mixer oder mit dem Pürierstab zerkleinern und gut durchmischen. Diese Creme können Sie 5-6 Tage lang im Kühlschrank aufbewahren.
Variation: Statt Honig und Zimt 1 Prise Salz und Pfeffer sowie Kräuter wie Petersilie oder Kresse nehmen.

TIPP

Sie können Mikroalgen-Pulver auch in ein fertiges Nussmus einrühren; nehmen Sie dazu auf 150 Gramm Nussmus etwa 1 Teelöffel Algen-Pulver.

Kichererbsenpaste
(ca. 40 kcal pro Esslöffel)

Zutaten

1 Tasse über Nacht eingeweichte, gar gekochte Kichererbsen
3 EL Tomatenmark
3 EL kalt gepresstes Olivenöl
1 Prise Meersalzalz oder Soyasauce
Gewürze wie Pfeffer, Cayenne oder Ingwer sowie Thymian
1 geh. TL Mikroalgen-Pulver

Alle Zutaten gut pürieren und innerhalb von 2-3 Tagen verzehren; im Kühlschrank aufbewahren.

Kräuter-Butter
(ca. 70 kcal pro Esslöffel)

Zutaten

125 g weiche Butter
2 geh. TL Mikroalgen-Pulver
Kräutermeersalz (aus dem Naturkosthandel)
oder Salz, klein gehackten Schnittlauch und Petersilie

Alle Zutaten gründlich vermischen, mit Salz abschmecken und vor dem Verzehr kühl stellen.

Variation: Statt Kräuter können Sie auch 1 große Knoblauchzehe oder 1-2 Esslöffel frisch geriebenen Meerrettich verwenden.

TIPP

Sie können Mikroalgen-Pulver auch in Frischkäse oder Quark bzw. Kräuterquark einrühren und diesen mit frischen Gartenkräutern oder Meerrettich verfeinern – fertig ist ein leckerer Brotaufstrich oder eine Beigabe zu Kartoffeln. Geben Sie zusätzlich 1-2 Esslöffel Leinöl in den Quark, so führen Sie Ihrem Körper noch mehr wertvolle mehrfache ungesättigte Fettsäuren zur Regeneration der Zellen, zur Regulation des Immunsystems, zur Entwicklung des Gehirns und zur erhöhten Konzentrations- und Leistungsfähigkeit bei Erwachsenen zu.

Suppen

Die Mengenangaben gelten hier jeweils für 4 Personen bei Vorspeisen und für 2 Personen bei Hauptmahlzeiten. Die kcal-Angaben sind für 1 Vorspeisenportion berechnet, d.h., eine Hauptmahlzeit entspricht 2 Portionen. Das Mikroalgen-Pulver wird stets erst kurz vor dem Essen in die fast mundgerecht abgekühlte Speise eingerührt, damit die hitzeempfindlichen Vitalstoffe erhalten bleiben. Ihre Gemüsebrühe kaufen Sie am besten im Naturkostladen oder im Reformhaus.

Grundrezept für Mikroalgen-Gemüse-Suppe

(ca. 85 kcal pro Portion)

Zutaten

300 g Gemüse der Saison (z.B. Karotten, Sellerie, Fenchel, Stangensellerie, Kohlrabi, Petersilienwurzel, Kartoffeln, Pastinaken, rote Bete, Lauch, Blumenkohl, Brokkoli, Zucchini)
1 kleine Zwiebel
1 kleine Knoblauchzehe
1 EL Butter
1 Hand voll Wild- oder Gartenkräuter (z.B. Petersilie, Liebstöckel, Basilikum, Brunnenkresse, Quendel, Kerbel, junge Brennessel- und Löwenzahnblätter)
1 TL Kräutersalz oder Gemüsebrühe
1-2 EL Mikroalgen-Pulver
1 l Wasser

Zwiebel und Knoblauch fein hacken und in der Butter im Topf andünsten. Gemüse klein schneiden, dazugeben und ebenfalls etwas mit andünsten. Danach mit Wasser aufgießen, Salz oder Gemüsebrühe dazugeben und etwa 15 Minuten garen. In den letzten Minuten die klein gehackten Kräuter hinzufügen. Nach Wunsch mit einem Mixstab pürieren: So wird aus der Gemüsesuppe eine leckere Cremesuppe. Das Mikroalgen-Pulver wird mit etwas Wasser angerührt und der Suppe erst hinzugefügt, nachdem sie abgekühlt ist. Dieses Grundrezept für eine Mikroalgen-Suppe orientiert sich an der "Hildegard-Küche". Die Heilige Hildegard von Bingen wusste aus praktischer Erfahrung um die große Bedeutung solcher "basischen" Suppen für die Gesundheit. Heute ist allgemein bekannt, dass das basenbildende Gemüse der weit verbreiteten Übersäuerung des Blutes entgegenwirkt und daher bei Verschlackung und daraus entstehenden Stoffwechselstörungen und Erkrankungen helfen kann.

TIPP

Ein besonderer Clou sind zweifarbige Suppen: Stellen Sie dazu wie oben beschrieben eine dickflüssige Gemüsecremesuppe aus Kürbis, Kohlrabi oder Blumenkohl her. Geben Sie jedoch nur an die Hälfte der Suppe Mikroalgen-Pulver (entsprechend nur die halbe Menge) und richten Sie beide Varianten gemeinsam auf einem Teller an.

Gazpacho

(ca. 120 kcal pro Portion)

Zutaten

3 Tomaten
1 Paprikaschote
1 kleine Gurke
1 Knoblauchzehe
1/2 EL Zwiebel, klein gehackt
1 Hand voll Brunnenkresse und Kerbel (Kraut) oder Alfalfa
1 EL Essig oder 2 EL Kombucha
2 EL kalt gepresstes Olivenöl
etwas Kräutersalz
1/2 Tasse trockener Weißwein
1/2 l mineralstoffarmes Wasser
1 EL Mikroalgen-Pulver
geröstete Brotwürfel

Tomaten mit kochendem Wasser überbrühen und Haut abziehen. Tomaten, Paprikaschote und Gurke fein würfeln. Knoblauch sehr klein schneiden oder durch die Knoblauchpresse drücken, mit Salz, Zwiebel, Essig bzw. Kombucha und Olivenöl vermischen. Das Gemüse, das Brunnenkresse- und Kerbelkraut bzw. die Sprossen mit der Hälfte des Wassers pürieren, dann die Knoblauch-Würzmischung unterrühren. Mikroalgen-Pulver in etwas Wasser anrühren und gemeinsam mit dem restlichen Wasser und dem Weißwein in die Gemüsemischung geben. Die Gazpacho-Suppe kühl stellen und mit frisch gerösteten Brotwürfeln servieren.

Variation: Statt der Tomaten können Sie auch 2 Stiele Stangensellerie und 1 große Avocado verwenden und die Kräuter durch frischen Ingwer und Currypulver ersetzen.

Hildegards Dinkelsuppe

(ca. 170 kcal pro Portion)

Zutaten

1 l Wasser
Gemüsebrühe
1 Tasse Dinkelschrot, frisch gemahlen
1 EL Butter
1 kleine Zwiebel
2 Hand voll frische Gartenkräuter
eventuell 1 EL süße Sahne
Pfeffer
1 EL Mikroalgen-Pulver

Die Zwiebel klein hacken und in der Butter hellbraun andünsten. Mit dem Wasser aufgießen, Gemüsebrühe nach Belieben dazugeben, aufkochen; danach den Dinkelschrot einrühren, nun etwa 20 Minuten leicht köcheln lassen. Abkühlen lassen und die gehackten Kräuter sowie das mit etwas Wasser angerührte Mikroalgen-Pulver hinzugeben; mit Pfeffer und Sahne abschmecken.

TIPP

Variieren Sie Ihre Lieblingssuppe doch einmal mit Mikroalgen-Pulver: Einfach nach der gewohnten Zubereitung noch 1 Esslöffel des Pulvers, vorher mit etwas Wasser verrührt, unterheben.

Hauptgerichte

Die folgenden Mengenangaben gelten jeweils für 4 Personen.

Gemüse-Eintopf

(ca. 150 kcal pro Portion)

Zutaten

500 g Gemüse (z.B. 200 g Karotten, 200 g Zucchini, 100 g rote Bete; geeignet sind auch Sellerie, Paprika, Tomaten, Kohl, Lauch, Pastinaken und Fenchel)

2 große Zwiebeln
150 g Petersilienwurzel, in Würfel geschnitten
1 EL Butter
Gemüsebrühe oder Kräutersalz
Gewürze (wie etwa Liebstöckel, Petersilie, Basilikum, Majoran, Pfeffer und Muskat; oder "indisch" mit Ingwer, Curry, Koriander und Kurkuma)
3 EL süße oder saure Sahne
2 EL Mikroalgen-Pulver
3/4 l Wasser

Die fein gehackte Zwiebel in der Butter andünsten und mit Wasser aufgießen. Gemüsebrühe, Petersilienwurzel und Gewürze (außer den frischen Kräutern!) sowie das klein geschnittene Gemüse dazugeben und bei geringer Hitze schonend garen. Vom Herd nehmen und mit den frisch gehackten Kräutern kurz ziehen lassen. Nachdem der Eintopf etwas abgekühlt ist, das mit etwas Wasser angerührte Mikroalgen-Pulver einrühren und mit Sahne und eventuell noch etwas Salz abschmecken.

Grünes Kartoffel-Püree

(ca. 170 kcal pro Portion)

Zutaten

500 g Kartoffeln
1/2 TL Kräutersalz
1 EL Apfel- oder Kombucha-Essig
4 EL kalt gepresstes Lein- oder Olivenöl
1 Prise Muskatnuss
2 geh. TL Mikroalgen-Pulver

Kartoffeln kochen, schälen und pürieren; dann ein wenig abkühlen lassen. Mikroalgen-Pulver in etwas Wasser anrühren und mit den übrigen Zutaten dazugeben; alles nochmals gut mixen und abschmecken. Der grüne Kartoffelbrei kann warm oder gekühlt gegessen werden - etwa zu einem Gemüsegericht aus Zucchini, zu Blumenkohl oder roten Beten.

TIPP

Vielleicht möchten Sie in gleicher Weise auch Reis-, Hirse-, Amaranth- oder einen anderen Getreidebrei mit Mikroalgen-Pulver in eine besondere grüne Variante verwandeln oder einen zweifar-

bigen Augenschmaus kreieren: Geben Sie das Mikroalgen-Pulver nur an die Hälfte des Breis – ein Farbspaß, und das nicht nur für Kinder.

Saucen und Dressings

Pesto-Nudelsauce

(ca. 330 kcal pro Portion)

Zutaten

- 1 1/2 Tassen (ca. 3 Bund) Basilikumblätter
- 2 große Knoblauchzehen
- 3 EL Pinienkerne
- 50 g fester Schafskäse (Pecorino)
- 70 g Parmesan
- 8 EL kalt gepresstes Olivenöl
- Meersalz, Pfeffer
- 2 TL Mikroalgen-Pulver

Basilikum waschen, klein schneiden und zusammen mit dem klein geschnittenen Knoblauch, den Pinienkernen und dem geriebenen Pecorino im Mörser zu einer Paste zerreiben (manche Pürierstäbe sind ebenso geeignet). Mit Salz und Pfeffer würzen. Das Mikroalgen-Pulver mit dem Öl anrühren und das Ganze unter ständigem Rühren langsam in die Mischung geben. Zuletzt den geriebenen Parmesankäse unterrühren.

Pesto passt gut zu allen Teigwaren, kann aber auch als Brotaufstrich genossen werden. Im Kühlschrank kann es einige Tage lang aufbewahrt werden.

Sesam-Salat-Dressing

(ca. 80 kcal pro Portion)

Zutaten

- 2 EL Apfel- oder Kombucha-Essig
- 3 EL Apfelsaft
- 2 EL kalt gepresstes Sonnenblumenöl
- 1 EL Sesammus
- 1 kleine Knoblauchzehe, gepresst, oder frische Gartenkräuter
- Kräuter- oder Meersalz
- Pfeffer oder 1 TL Senf
- 1 TL Mikroalgen-Pulver

Alle Zutaten gut mischen (reicht für einen großen Salat).

Joghurt-Salatdressing

(ca. 50 kcal pro Portion)

Zutaten

- 150 g Joghurt
- 1 EL Zitronensaft
- 1 EL kalt gepresstes Sonnenblumenöl
- Meersalz, Pfeffer und Kräuter
- 1 TL Mikroalgen-Pulver
- etwas Wasser

Mikroalgen-Pulver mit etwas Wasser anrühren und mit den übrigen Zutaten verquirlen.

Süßspeisen

Die Mengenangaben gelten für 4 Personen.

Mango-Joghurt-Dessert

(ca. 210 kcal pro Portion)

Zutaten

- 2 reife Mangos, klein geschnitten
- 150 g Joghurt oder Sauerrahm
- 200 ml Schlagsahne
- 2 Msp. Bourbon-Vanillepulver
- 1 Päckchen Vanillezucker
- 2 geh. TL Mikroalgen-Pulver
- etwas Wasser

Mikroalgen-Pulver mit etwas Wasser anrühren, dann den Joghurt bzw. den Sauerrahm dazugeben. Das Ganze mit dem Mango-Fruchtfleisch und dem Vanillepulver im Mixer pürieren. Zuletzt die geschlagene, mit Vanillezucker gesüßte Sahne unterheben.

Variation: Für eine nussige Variante einfach zusätzlich 3 Esslöffel weißes Mandelmus hinzufügen.

Bananencreme

(ca. 170 kcal pro Portion)

Zutaten

- 3 reife Bananen, klein geschnitten
- 200 ml Schlagsahne
- 1/4 TL Bourbon-Vanillepulver
- 1 Päckchen Vanillezucker
- 3 EL Apfelsaft
- 1 geh. TL Mikroalgen-Pulver

Mikroalgen-Pulver in Apfelsaft anrühren, die Bananen pürieren und mit dem Vanillepulver vermischen. Die mit Vanillezucker gesüßte geschlagene Sahne unterheben.

Grünes Apfelmus

(ca. 80 kcal pro Portion)

Zutaten

4 große Äpfel
1 TL Honig
Zimt, geriebener Ingwer oder Anispulver nach Geschmack
2 geh. TL Mikroalgen-Pulver
etwas Wasser

Die Äpfel klein schneiden und in etwas Wasser mit den Gewürzen weich- oder zu Mus kochen. Ein wenig abkühlen lassen, dann den Honig, die Gewürze und das in etwas Wasser angerührte Mikroalgen-Pulver unterrühren.

Avocado-Creme

(ca. 360 kcal pro Portion)

Zutaten

3 große Äpfel
2 Avocados
5-10 Datteln
ca. 1/8 l Wasser
1 TL Mikroalgen-Pulver

Datteln entsteinen und über Nacht (wenn Sie Saft-Datteln verwenden, nur 1-2 Stunden) in dem Wasser einweichen, das Wasser dann abgießen. Äpfel und Avocados klein schneiden und mit den Datteln und dem Mikroalgen-Pulver im Mixer pürieren.

TIPP 1

Alle Desserts wirken im Glas noch schöner, wenn Sie nur die Hälfte der Creme mit Mikroalgen-Pulver vermischen. Die beiden verschieden farbigen Hälften des Desserts in Gläser schichten.

Tipp 2

Es gibt bereits fertige Spirulina-Riegel als gesunde süße Snacks im Reformhaus und in Naturkostläden, z.B. Fruchtriegel ohne Zuckerzusatz.

Masken und heilsame Wickel

Gesichtsmaske

Zur Reinigung und Regenerierung der Haut haben sich Spirulina-Gesichtsmasken bewährt.

So wird´s gemacht

Verrühren Sie ein wenig Mikroalgen-Pulver mit etwas handwarmem Wasser zu einem Brei. Reinigen Sie zuvor das Gesicht mit einem Peeling und erwärmen Sie danach die Haut mit einem feuchtwarmen Tuch (bei sehr empfindlicher Haut sollten Sie darauf verzichten!). Tragen Sie den Algenbrei auf und lassen Sie ihn etwa 20 Minuten einwirken. Gönnen Sie sich währenddessen einfach ein bisschen Ruhe, schöne Musik, feine Düfte ... Danach die Maske mit Wasser abspülen und die Haut nur mit reinem, hochwertigem Jojobaöl dünn einreiben.
Einmal wöchentlich angewendet, wird die Haut schon nach wenigen Wochen deutlich reiner, zarter und jugendlich-frischer sein. Begleitend sollten Sie nicht vergessen, regelmäßig Mikroalgen als Nahrungsergänzung einzunehmen und sich gleichzeitig gesund zu ernähren.
Variation: Für eine schnelle Spirulina-Joghurt-Maske mischen Sie einfach 1 Teelöffel Mikroalgen-Pulver mit 150 Gramm Joghurt. Auftragen und etwa 20 Minuten einwirken lassen.

TIPP

Wenn Ihnen die Herstellung zu umständlich ist, können Sie auch auf Fertigprodukte zurückgreifen. Mittlerweile gibt es komplette Pflegeserien auf Basis von Mikroalgen.

Urmeer-Erde-Umschlag

Die Kombination von hochwirksamer Heilerde (am besten "Würenloser Heilgestein" bzw. "Aion A") und Spirulina als Umschlag wirkt - gemeinsam mit der regelmäßigen Einnahme der Algen als Nahrungsergänzung und der "Powerkost für jeden Tag" (siehe S. 70 ff.) - wahre Wunder. Sowohl bei Hautunreinheiten, Akne, Falten und Zellulitis als auch bei Zerrungen, Verstauchungen, Nerven-, Gelenk- und Muskelschmerzen und sogar Rheuma konnten bereits erstaunliche Heilerfolge durch die "Urmeer-Erde-Packung" erzielt werden.

So wird´s gemacht

Mischen Sie Heilerde und Mikroalgen-Pulver im Verhältnis 4 zu 1. Rühren Sie das Ganze mit ein wenig chlorfreiem, also mindestens 2-mal abgekochtem Wasser zu einer dicken Paste an, und tragen Sie diese etwa 2 Millimeter dick auf die betroffene Hautpartie auf. Decken Sie die Stelle eventuell mit einer Frischhaltefolie ab und umwickeln Sie das Ganze mit einem Tuch aus Baumwolle oder Leinen.
Bei akuten Beschwerden wie Schwellungen und Zerrungen haben sich kalte Umschläge, für 30-40 Minuten aufgelegt, bewährt und bei chronischen Leiden wie Rheuma und Nervenschmerzen sind warme Umschläge zu empfehlen, die Sie für etwa 1 Stunde anwenden.

Leberwickel

Ein Spirulina-Leberwickel unterstützt die Entschlackung, insbesondere während Fastenkuren oder an Fastentagen.

So wird´s gemacht

Rühren Sie 1 gehäuften Esslöffel Mikroalgen-Pulver mit etwas handwarmem, mindestens 2-mal abgekochtem Wasser an und tragen Sie den Brei auf die Haut im Leberbereich auf. Legen Sie eine Frischhaltefolie darüber. Erwärmen Sie ein Handtuch mithilfe einer Wärmflasche und legen Sie es auf die Folie - und obenauf dann die Wärmflasche. Lassen Sie das Ganze etwa 20-25 Minuten einwirken und spülen Sie die

Algenreste danach mit lauwarmem Wasser ab.

Unterstützend kann die Hautpartie noch mit Aromaölen eingerieben werden – 2-mal täglich, davon einmal nach dem Wickel. Dazu gibt man in 50 Milliliter hochwertiges reines Jojobaöl jeweils 3 Tropfen Aromaöl von Geranium, Lavendel, Melisse und Weihrauch.

Spirulina-Kompressen

Studien in Japan haben bewiesen, dass Spirulina den Stoffwechsel der Haut fördert und dadurch den Abbau von Narbengewebe anregt.

So wird´s gemacht

Nehmen Sie eine dünne Schicht Mullbinde, tränken diese mit sehr dünnflüssigem Mikroalgen-Brei, wobei sich die Menge nach Größe der Hautfläche und der Kompresse richtet, und legen diese etwa 20-30 Minuten lang auf die zu behandelnde Hautstelle. Zwischendurch tauchen Sie die Kompresse immer wieder in den Algen-Brei und legen sie erneut auf.

Diese Behandlung sollte alle 1–2 Tage und mindestens 2–3 Wochen lang durchgeführt werden. Zusätzlich empfiehlt sich die Einnahme von Spirulina.

Energetisierte Mikroalgen

Einige Hersteller versuchen, die bioenergetische Wirkung von Spirulina und Afa-Algen durch spezielle Glasgefäße, zusätzliche "Energetisierung" oder das "Aufschwingen" bestimmter Frequenzen bzw. Informationen zu erhöhen:

Energetisierung durch Violettglas

Am auffälligsten ist die Verwendung spezieller Verpackungen in Form von Violett- bzw. Miron-Glas, was einen besserern Schutz vor Lichteinflüssen bieten soll. Während das normalerweise zur Aufbewahrung verwendete Braunglas nur für Licht mit einer Wellenlänge unter etwa 500 Nanometern nicht durchlässig ist (alle Wellenlängen über 500 Nanometer können es durchdringen), lässt das Miron-Glas im Wesentlichen nur die Wellenlängen zwischen 350-500 Nanometern (was dem ultravioletten bis blauen Licht entspricht) und 750-1000 Nanometern (das Infrarotspektrum der Wärmestrahlung) durch. Alle anderen Wellenlängen werden "ausgeblendet". Dabei umfasst der erste Bereich (350-500 Nanometer) gerade jenes Licht, das der "Hauptarbeitsbereich" der verschiedenen Chlorophyllarten und der Carotinoide ist. Ausgesperrt wird hingegen jenes Licht, das die Phycocyanin-Pigmente, die den überwiegenden Anteil aller Farbpigmente in Spirulina ausmachen, nutzen. (Sie arbeiten vor allem im grüngelben Lichtbereich zwischen 500-600 Nanometern.) Auch der zweite Arbeitsbereich einiger Chlorophyllarten liegen noch in diesem Wellenlängenbereich. Braunglas hingegen sperrt vor allem das auf Chlorphyllmoleküle und Carotinoide, nicht aber auf Phycocyanin-Pigmente anregend wirkende Licht aus.

Braunglas und Violettglas sind also für unterschiedliche Lichtbereiche undurchlässig, die mit jeweils unterschiedlichen Pigmenten der Mikroalgen in Beziehung stehen. Braungläser sind für lichtempfindliche Stoffe schlechter, Violettgläser hingegen für wärmeempfindliche Substanzen weniger geeignet. Mikroalgen in Braungläsern sind demnach dunkel (im Karton) zu lagern und Algen im Violettglas kühl.

Zurzeit gibt es allerdings bedauerlicherweise noch keine Untersuchungsergebnisse darüber, welche Auswirkungen Miron-Glas auf die Wirksamkeit von Mikroalgen hat. Erste Tests zeigen, dass sich die energetische Abstrahlungen von Spirulina aus Braun- und Violettglas in der Elektrofotografie tatsächlich gravierend unterscheiden. Dies deutet auch auf qualitative Unterschiede hin, wobei danach dem Braunglas der Vorzug gegeben werden sollte. Wiederum lässt eine Biophotonen-Messung durch den Schweizer Photobiologen Dr. Hugo Niggli vermuten, dass Mikroalgen aus Violettglas im Vergleich mit anderen Verpackungen am meisten Sonnenenergie weitergeben können. Allerdings hat er nur die Energiemenge untersucht und nicht, ob diese vom Violettglas übertragene Energie auch wirklich harmonisierend auf den Menschen wirkt. Also kann die Frage, ob Violettglas speziell für Mikroalgen sinnvoll ist, heute noch nicht eindeutig beantwortet werden.

Tachyonisieren

Neben den speziellen "Energie-Gläsern" werden Methoden der gezielten Energetisierung, also zusätzlicher "energetischer Aufladung" eingesetzt, um die Wirkung der Mikroalgen zu verstärken, u.a. sind hier das so genannte "Tachyonisieren" und das diesem verwandte "Nullpunktenergetisieren" zu nennen. Nullpunktenergie wird als das physikalische Äquivalent für die aus philosophischen Systemen oder der östlichen Medizin bekannte universell vorhandene Lebensenergie (auch Chi, Qi oder Prana genannt) verstanden. Tachyonen sind die "Teilchen" der Nullpunktenergie, vergleichbar den Photonen als Teilchen des Lichts. Dass diese Energie tatsächlich existiert, wurde bereits mathematisch bewiesen. Manche Wissenschaftler setzen sie mit der Neutrinostrahlung bzw. der Hawking-Strahlung gleich – letztere wurde nach dem weltbekannten Astrophysiker Stephen Hawking benannt und soll von Schwarzen Löchern in den Zentren der Galaxien ausgesendet werden. In der Wissenschaft allgemein gilt die Nullpunktenergie jedoch noch nicht als bewiesen.

Mithilfe technischer Apparate soll es nun möglich sein, die Moleküle der Algen so auszurichten, dass sie zu "Antennen" für diese überall vorhandene Nullpunkt- oder Tachyonenenergie werden und sich gleichsam ständig mit Energie aufladen können. Auf diese Art sollen sie die gleiche Energie auf den Menschen übertragen wie etwa die vierfache Menge nicht behandelter Algen. Gehirn und Bewusstsein sollen darauf besonders positiv reagieren. Vergleichende Untersuchungen dazu liegen allerdings nicht vor, außerdem muss bedacht werden, dass mit einer geringeren Dosis natürlich auch weniger biochemische Bausteine aufgenommen werden, die bei Fehl- und Mangelernährung dringend gebraucht werden.

Informieren

Während das Energetisieren mit Tachyonen bzw. Nullpunktenergie als eine frequenzunabhängige Veränderung angesehen wird, werden hier ganz bestimmte "Schwingungsmuster", Frequenzen und Informationen erzeugt. Auf diese Art "informieren" manche Hersteller ihre Mikroalgen-Produkte mit den arttypischen Schwingungen anderer Pflanzen und bestimmter Substanzen. So werden als "Informationen" beispielsweise Ling-Zhi-Pilz; "Schamanen-Tee"; tibetische Heilkräuter; ein japanischer, hoch enzymhaltiger Heiltrank und diverse Antioxidanzien auf die Mikroalgen "geprägt". Diese Übertragung geschieht mithilfe spezieller Geräte, die Orgonenergie – nach der Theorie von Orgon-Forschern wie Wilhelm Reich ist das ebenfalls eine Bezeichnung für die universelle Lebens- bzw. Nullpunktenergie – "sammeln" und als Überträgermedium zur Verfügung stellen. Vergleichende Untersuchungen über die Wirkungen auf die menschliche Gesundheit und ob die "übertragenen Heilinformationen" wirklich eine zusätzliche Wirkung erzeugen, liegen bisher bedauerlicherweise nicht vor.

Ein paar Worte zum Abschluss

... und noch mehr Lichtenergie

Der Mensch ist in ein "Meer" verschiedenster Schwingungen und Energien eingebunden, die ihn umgeben und durchdringen. So strahlen wir z.B. allein im Wärme- und Mikrowellenbereich (also im elektromagnetischen Spektrum unterhalb des Lichts der Biophotonen) pro Sekunde durchschnittlich etwa 1 Trilliarde Teilchen ab - das entspricht einer Eins mit 21 Nullen und einer Leistung von rund 100 Watt oder von 6000 bis 9000 Kalorien pro Stunde. Gleichzeitig nimmt der Organismus aus seiner Umgebung große Mengen an Schwingungsenergie auf: stündlich etwa 5000 bis 7000 Kalorien. Mit unserer Nahrung müssten wir also theoretisch mindestens 1000 Kalorien pro Stunde ersetzen. Kein Mensch isst aber so viel und dennoch "vergehen" wir nicht in Windeseile. Woher die fehlende Energiemenge kommt, das ist den Biologen immer noch ein Rätsel.

Eine mögliche Erklärung wäre, dass wir über innere "Resonanzsysteme" verfügen, die zusätzliche Energien aus der Umwelt aufnehmen. Mindestens ebenso wichtig wie die Energiezufuhr ist daher die eingangs erwähnte Anregung der körpereigenen Resonanzsysteme. Biophotonen-Entdecker Dr. Fritz-Albert Popp verglich dies mit einem Geigenbogen, der die Saiten einer Geige zum Mitschwingen bringt.

Neben der Nahrung und den außergewöhnlichen Hilfs- und

Lebensmitteln – den Mikroalgen Spirulina, Chlorella und Afa – gibt es zahlreiche Möglichkeiten, wie wir unsere Energien zusätzlich harmonisieren und stärken können: Besonders einfache und wirksame Methoden dafür sind Meditation und autogenes Training, für die man nichts weiter benötigt als Ruhe.

Die positive Wirkung der verschiedenen meditativen Techniken – dazu gehören vor allem tiefe Entspannung, Visualisierung und Atemübung – sind mittlerweile wissenschaftlich bewiesen. Untersuchungen zufolge wird durch Meditation nachweislich der Blutdruck gesenkt; Schmerzen werden gelindert; Seh- und Hörvermögen sowie Gedächtnisleistung werden verbessert und Ängste gelindert. Zudem verbessern sich bei Menschen, die regelmäßig meditieren, Reaktions- und Konzentrationsfähigkeit.

Durch Entspannung und Meditation können außerdem die Gehirnwellen der linken und rechten Hemisphäre synchronisiert, also in Gleichklang gebracht werden – ein Zustand, in dem sich Kreativität und "Geistesblitze" viel häufiger einstellen. Außerdem dominieren in der Meditation die längeren Gehirnwellen (Delta- und Theta-Wellen zwischen 0,1–8 Schwingungen pro Sekunde). Nach Dr. Popp kann Meditation daher als eine Art Kohärenztherapie im langwelligen Bereich unseres Photonenfeldes aufgefasst werden. Kurz gesagt, bedeutet das: Meditation sorgt für mehr "inneres Licht" und eine harmonischere Ordnung der Biophotonen-Schwingungen – eine völlig kostenlose Selbsttherapie also, die allerdings durch "grüne Vitalstoffe" unterstützt werden kann.

Kurze Meditation der Stille

Eine sehr einfache und zugleich schwierige Form der Meditation ist, sich selbst "loszulassen". Setzen Sie sich hierzu entspannt mit aufrechter Wirbelsäule auf einen Stuhl oder mit angewinkelten Beinen, wobei die Füße voreinander liegen, auf dem Boden oder legen Sie sich bequem und entspannt auf den Rücken.

Atmen Sie langsam tief aus und dann ebenso langsam wieder ein. Bemühen Sie sich dabei, die Lunge ganz zu füllen, ohne dabei zu verkrampfen. Nach einigen Minuten "Tiefenatmung" können Sie die Augen schließen und den Atem einfach ganz ruhig kommen und gehen lassen. Nun kommt das Schwierigste: Lassen Sie sich und alle Gedanken los, indem Sie sich beim Atmen auf den Luftzug an Ihrer Nasenspitze konzentrieren oder auf das innere Rauschen, Summen oder die hohen Töne in Ihren Ohren bzw. im Kopf zwischen den Ohren hören (das ist der bereits vor Jahrtausenden von den Indern beschriebene "innere Klang"). Sobald Sie sich bei einem Gedanken "ertappen", lassen Sie ihn einfach mit dem Ausatmen los und kehren zur inneren Stille zurück. Seien Sie geduldig und liebevoll mit sich selbst: Nach einiger Übungszeit beherrschen Sie dieses "Loslassen" so gut, dass Sie schon in 10 Minuten völlig abschalten und entspannen können. Bauen Sie die Meditation in Ihren Alltag ein, so dass sie zu Ihrem Alltag gehört wie das Zähneputzen. Ihr Organismus wird es Ihnen danken: Sie werden weniger empfindlich auf Stress reagieren, belastbarer sein und sich insgesamt vitaler fühlen.

Anhang

Bezugsquellen

Die Mikro-Algen sind in Naturkostläden, Reformhäusern, Apotheken und im Versandhandel erhältlich. Es gibt eine große Anzahl verschiedener Hersteller; eine gute Qualität der Produkte erkennen Sie am einfachsten an einer blaugrünen, dunklen Farbe der Tabletten oder des Pulvers.

Das erwähnte „Würenloser Heilgestein-Pulver“ oder „Aion A“ kann Ihre Apotheke für Sie über eine Auslandsapotheke bestellen (die Heilerde ist ein Schweizer Produkt).

Alchemistische Gold- und Silberessenzen („Alchimed“) erhalten Sie im esoterischen Fachhandel oder im Internet unter www.amrita.de oder www.allesgesunde.de.

Cystus ist über Apotheken zu beziehen oder im Internet unter www.allesgesunde.de.

Bildquellen

Das Titelbild zu diesem Buch zeigt den Klamathsee und wurde uns von der Firma Sanacell, Berlin, überlassen. Alle Aufnahmen zu den Afa-Algen wurden dankenswerter Weise von der Firma Bluegreen GmbH, Groß-Umstadt, zur Verfügung gestellt. Die Abbildungen zu Spirulina und Chlorella einschließlich der Colorplate-Fotografien stammen von der Firma Sanatur GmbH, Singen, der wir ebenfalls herzlich dafür danken.

Literatur

Mikroalgen und deren Anwendung:

Abrams, Prof. Karl J./Ludwig, Hans: ADHD. Aufmerksamkeitsstörung und Hyperaktivität. 2000-AV-Publication, Neusiedl am See 2001
Arndt, Ulrich: „Lichtvolle Ursubstanz aus dem Sodasee“, in esotera Nr. 2/96
Doetsch, Dr. Heinz: „Krebsdiagnostik und Krebsprävention mit Algen“ in Der Naturarzt Nr. 2/90
Gribs, Gillian: Blaugrüne Algen. Heyne Verlag, München 1998
Henrikson, Robert: Earth Food Spirulina. Ronore Enterprises, Inc., Kenwood/California 1989
Kozlenko, Richard/Henson, Ronald H.: „The Study of Spirulina. Effects on the Aids Virus, Cancer and the Immune System“, in Healthy & Natural Journal Nr. 3, 5. Jahrg. o.J.
Meyer, Marianne E.: Spirulina - Das blaugrüne Wunder. Windpferd Verlag, Aitrang 1998
Mihailescu, Andreas: „Das Geheimnis der wiederentdeckten Mikroalge Spirulina“ in Wohnung + Gesundheit Nr. 6/90
Moorhead, Kelly J./Morgan, Helen C.: Spirulina – Spitzennahrungsmittel der Natur. Verlag Holler, Buxtehude 1998
Munck-Khoe, Lan Kiauw: Spirulina – vitalisierendes Probiotikum. Stiftung Science & Nutrition, Amsterdam 1995
Mutter, Dr. Joachim: Amalgam – Risiko für die Menschheit. Fit fürs Leben Verlag, Weil der Stadt 2002
Opitz, Christian: Abkürzung zur Freiheit. Hans-Nietsch-Verlag, Freiburg i. Br. 2001
Reglin, Ralf: „Die Mikroalge Spirulina Platensis“ in Naturheilpraxis Nr. 6/93
Pure Planet Inc.: Power Health with Spirulina. o.A.
Salvesen, Christian: Blaugrüne Algen. Fit fürs Leben Verlag, Weil der Stadt 2003

Simonsohn, Barbara: Die Heilkraft der Afa-Alge. Goldmann Verlag, München 2000

Zerbst, Marion/Jochum-Guillou, Mireille: Algen, natürliche Quelle der Vitalität. Trias Verlag, Stuttgart 1998

Wichtige wissenschaftliche Studien zu Mikroalgen, die in diesem Buch berücksichtigt wurden, sind veröffentlicht von:

Anderson/Tang/Ross, Ayehunie/Bealy/Hu, Baojiang, Babu, Besednova, Boyd, Chen/Zhang, Ciferri, Evets, Fukino/Takagi/Yamane, Hayashi/Katoh/Okuwaki, Kolman, Kozlenko/Henson, Iwata/Inayama/Katoh, Lisheng, Patterson, Padula, Portoni/Smith/Dixon/Kawahigashi, Qishen/Baojiang/Jihong, Qureshi/Ali, Qureshi/Garlich/Kidd/Ali, Qureshi/Kidd/Ali, Qureshi/Hunter, Ross/Dominy, Salazar, Schwartz/Shklar, Yamane/Fukino/Icho/Shimamatsu, Zhang

Ernährung und Biophotonen:

Arndt, Ulrich: Kombucha, Kefir & Co – Licht und Lebenskraft durch Enzymgetränke. Falken Verlag, Niedernhausen 1998, (vergriffen, neue Ausgabe 2004 im Hans-Nietsch-Verlag)

Bischof, Marco: Biophotonen – Das Licht in unseren Zellen. Zweitausendeins Verlag, Frankfurt 1995

Cousens, Gabriel: Ganzheitliche Ernährung. Hans-Nietsch-Verlag, Freiburg i. Br. 2002

Heine, Hartmut: Lehrbuch der biologischne Medizin. Grundregulation und Extrazelluläre Matrix - Grundlagen und Systematik. Hippokrates Verlag, Stuttgart 1991 und 1997

Popp, Dr. Fritz-Albert: Die Botschaft der Nahrung. Fischer Verlag, Frankfurt 1995

Rezeptverzeichnis

Ulrich Arndt

Schätze der Alchemie

Metall-Essenzen

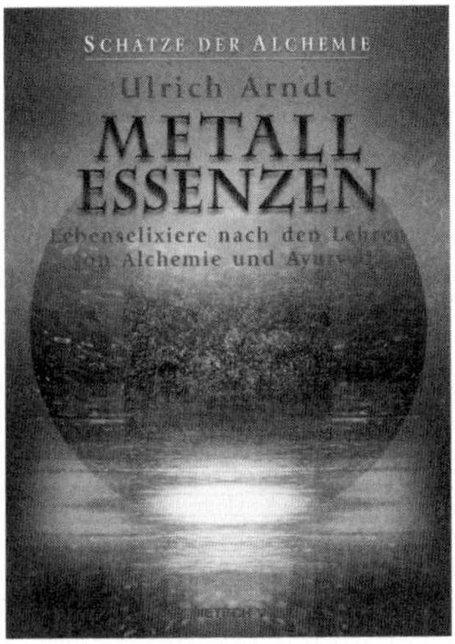

Metalle spielen in Alchemie und Ayurveda eine zentrale Rolle, vor allem bei der Herstellung wirkmächtiger Lebenselixiere aus Gold, Silber, Kupfer, Eisen usw. Von Paracelsus in den höchsten Tönen gerühmt, stellen die alchemistischen Metall-Essenzen ein komplettes System zur energetischen, emotionalen und spirituellen Entwicklung des Menschen dar.

200 Seiten, gebunden
zahlreiche s/w-Abb. und Farbtafeln
Format 17 x 24 cm
€ 16,90
sFr. 29,00
ISBN 3-934647-53-7

Ulrich Arndt

Schätze der Alchemie

Edelstein-Essenzen

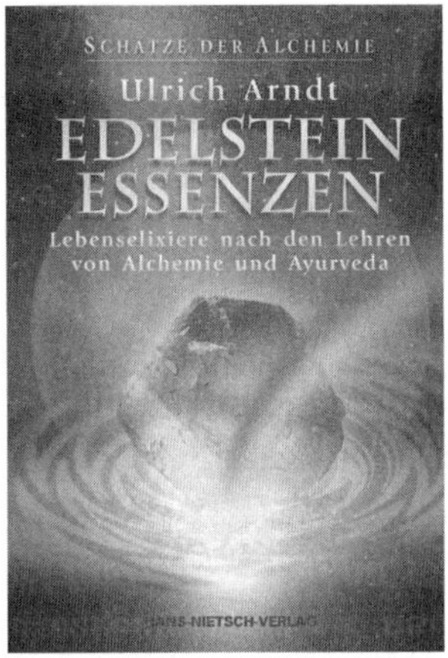

„Medizin der Maharadschas“ wurden die alchemistischen Edelstein-Essenzen bereits vor Jahrtausenden in Indien genannt. Das Buch beschreibt das geheime Wissen der Alchemisten um die Verbindungen der Edelsteine mit den Planeten und dem menschlichen Energiesystem und der daraus folgenden universellen Wirkung der Edelstein-Essenzen.

mit Infos zum Aurum Potabile
168 Seiten, Broschur
8 Farbtafeln, ca. 40 s/w-Abb.
Format 16,5 x 23,5cm
€ 15,90
sFr. 27,40
ISBN 3-934647-41-3

Bücher zum Lesen & Leben

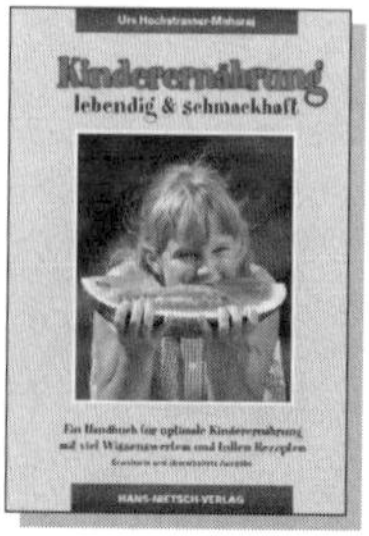

96 Seiten
€ (D) 9,90
sFr. 17,40

Urs Hochstrasser-Maharaj
Kinderernährung lebendig und schmackhaft

Gesund leben mit Rohkost macht auch Kindern Spaß. Die Rezepte sind erprobt und selbst für Eltern mit wenig Zeit kein Problem.

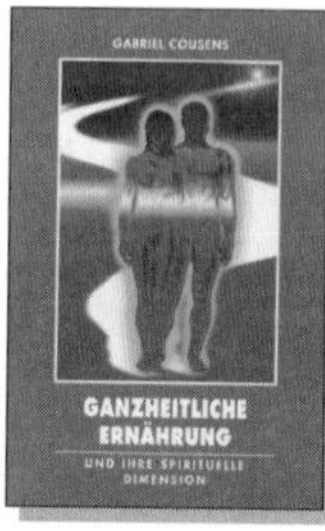

380 Seiten
€ (D) 19,90
sFr. 33,60

Gabriel Cousens
Ganzheitliche Ernährung

Wissenschaftler und Mystiker zugleich, verdeutlicht der Autor die Zusammenhänge zwischen Ernährung, Chakren und spiritueller Verwirklichung. Ein Muß!

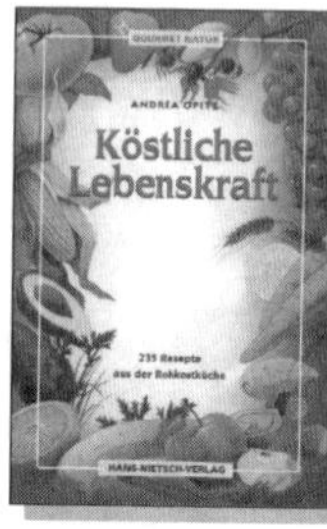

136 Seiten
€ (D) 12,90
sFr. 22,60

Andrea Opitz
Köstliche Lebenskraft

Gesund und fit durch lebendige Nahrung! Das Rezeptbuch für den leichten Einstieg in die kreative Rohkostküche von der Suppe bis zum Dessert.

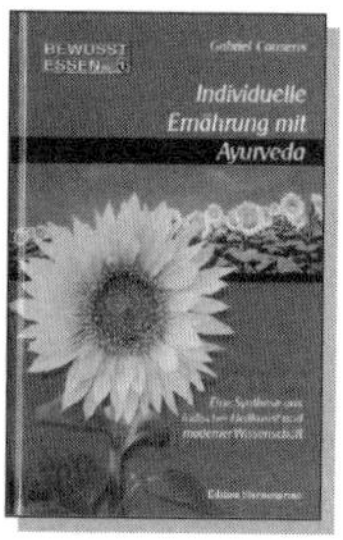

242 Seiten
€ (D) 15,90
sFr. 27,40

Dr. Gabriel Cousens
Bewußt essen, Band 1
Individuelle Ernährung mit Ayurveda

Eine tiefgründige und doch verständliche Beschreibung der ayurvedischen Konstitutionstypen.
Mit Fragebogen zum eigenen Dosha.

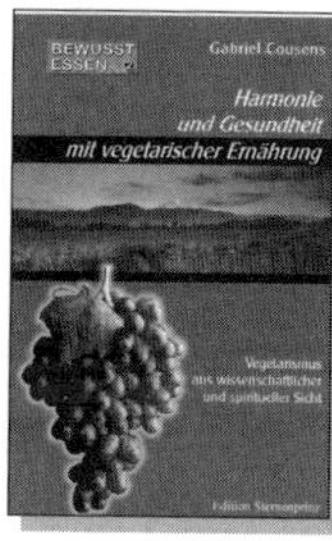

160 Seiten
€ (D) 14,90
sFr. 25,80

Dr. Gabriel Cousens
Bewußt essen, Band 2
Harmonie und Gesundheit mit vegetarischer Ernährung

Dr. Cousens versteht es meisterhaft, die Vorteile einer vegetarischen Ernährung für unser Wohlbefinden aufzuzeigen.

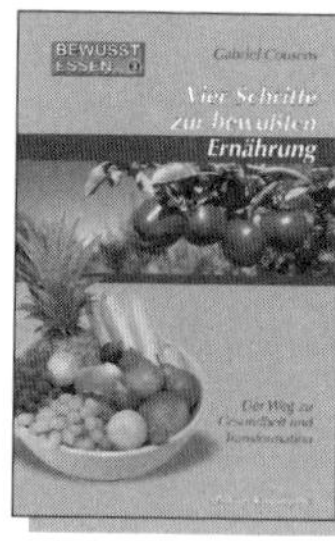

235 Seiten
€ (D) 15,90
sFr. 27,40

Dr. Gabriel Cousens
Bewußt essen, Band 3
Vier Schritte zur bewußten Ernährung

Dr. Cousens zeigt, wie wir intelligente Entscheidungen für mehr Gesundheit und Lebensqualität treffen können.

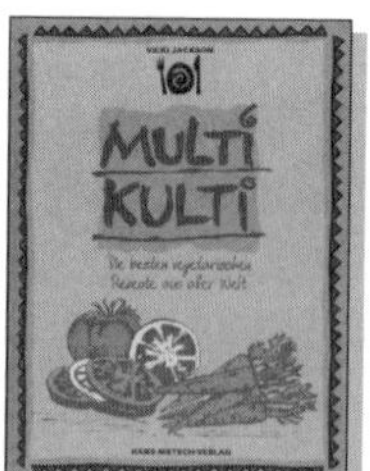

192 Seiten
€ (D) 15,90
sFr. 27,40

Vicky Jackson
Multi Kulti

Die besten vegetarischen Gerichte aus aller Welt
Eine wahre Fundgrube an unverfälschten Genüssen – nicht nur für Globetrotter.

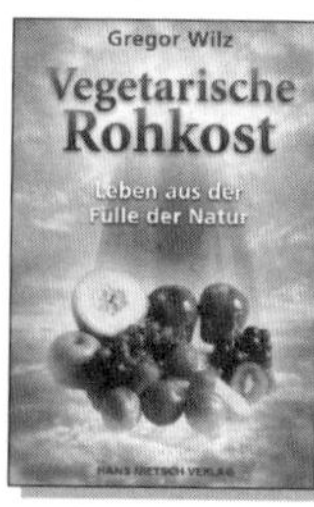

272 Seiten
€ (D) 15,90
sFr. 27,40

Gregor Wilz
Vegetarische Rohkost

Vegetarische Rohkost ist Heilnahrung par excellence, wie der Autor anhand zahlreicher spiritueller und wissenschaftlicher Quellen aufzeigt. Mit praktischem Rezeptteil.

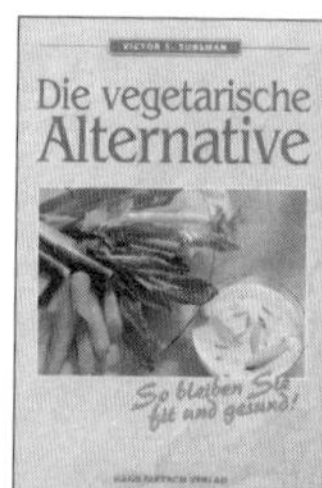

228 Seiten
€ (D) 12,90
sFr. 22,60

Victor S. Sussmann
Die vegetarische Alternative

Besser leben ohne Fleisch – mit dieser lebendigen, humorvollen Einführung in eine vegetarische Lebensweise kein Problem!
Ein Standardwerk.